Auditoria em saúde: prática baseada em evidências

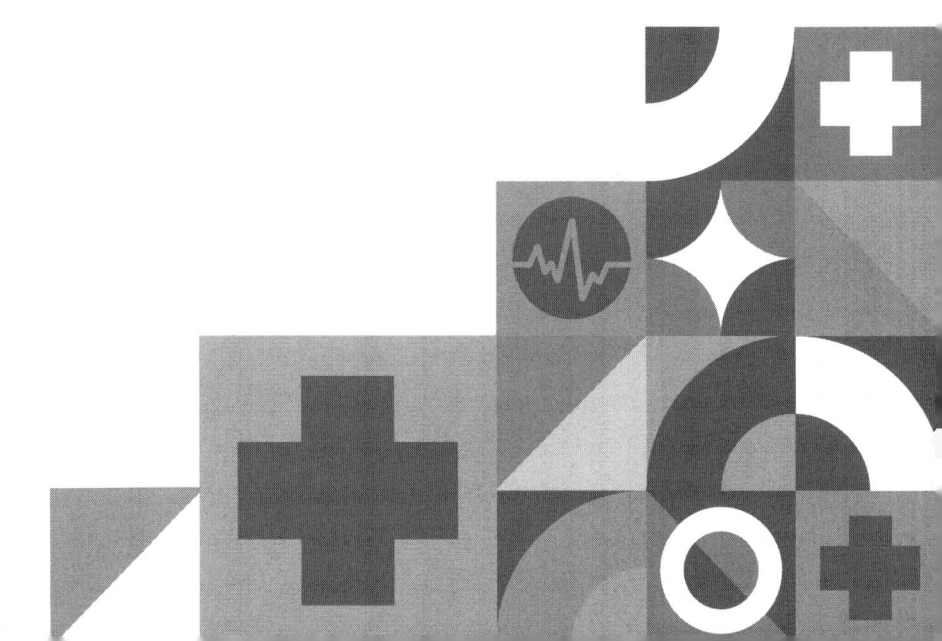

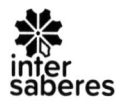

inter
saberes

Auditoria em saúde: prática baseada em evidências

Cristiano Caveião
Izabelle Cristina Garcia Rodrigues

inter saberes

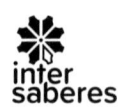

Rua Clara Vendramin, 58 . Mossunguê . CEP 81200-170
Curitiba . PR . Brasil . Fone: (41) 2106-4170
www.intersaberes.com . editora@intersaberes.com

Conselho editorial
Dr. Alexandre Coutinho Pagliarini
Drª Elena Godoy
Dr. Neri dos Santos
Mª Maria Lúcia Prado Sabatella

Editora-chefe
Lindsay Azambuja

Gerente editorial
Ariadne Nunes Wenger

Assistente editorial
Daniela Viroli Pereira Pinto

Preparação de originais
Ana Maria Ziccardi

Edição de texto
Camila Rosa
Palavra do Editor

Capa
Sílvio Spannenberg (design)
ARMMY PICCA e PeopleImages.com - Yuri A Shutterstock (imagens)

Projeto gráfico
Charles L. da Silva (*design*)
Bulgn / Shutterstock (imagem)

Diagramação
Cassiano Darela

Designer **responsável**
Ana Lucia Rosendo Cintra

Iconografia
Regina Claudia Cruz Prestes
Sandra Lopis da Silveira

Dados Internacionais de Catalogação na Publicação (CIP)
(Câmara Brasileira do Livro, SP, Brasil)

Caveião, Cristiano
  Auditoria em saúde : prática baseada em evidências / Cristiano Caveião, Izabelle Cristina Garcia Rodrigues. -- Curitiba, PR : InterSaberes, 2025.

  Bibliografia.
  ISBN 978-85-227-1553-4

  1. Auditoria médica 2. Prática baseada em evidências 3. Prontuários médicos I. Rodrigues, Izabelle Cristina Garcia. II. Título.

24-220784 CDD-362.1

Índices para catálogo sistemático:
1. Auditoria médica 362.1

Cibele Maria Dias - Bibliotecária - CRB-8/9427

1ª edição, 2025.
Foi feito o depósito legal.
Informamos que é de inteira responsabilidade dos autores a emissão de conceitos.

Nenhuma parte desta publicação poderá ser reproduzida por qualquer meio ou forma sem a prévia autorização da Editora InterSaberes.

A violação dos direitos autorais é crime estabelecido na Lei n. 9.610/1998 e punido pelo art. 184 do Código Penal.

Sumário

11 *Prefácio*
13 *Apresentação*
15 *Como aproveitar ao máximo este livro*

Capítulo 1
19 **Introdução à prática baseada em evidências**
21 1.1 Mudança da prática profissional
23 1.2 Conceitos e histórico da prática baseada em evidências
26 1.3 Evidências e tipos de estudos
30 1.4 Qualidade, classificação dos erros e viés
33 1.5 Novas tecnologias em saúde

Capítulo 2
41 **Modelo para a aplicação da prática baseada em evidências**
43 2.1 Abordagem inicial da prática baseada em evidências
48 2.2 Formas de encontrar as melhores evidências
51 2.3 Avaliação das evidências
55 2.4 Forma de projetar a mudança na prática e de monitorar os resultados
57 2.5 Integrando a mudança da prática na nova rotina

Capítulo 3
63 **Como encontrar uma evidência científica**
65 3.1 Passos para encontrar a informação científica
68 3.2 Localização dos termos
72 3.3 Elaboração da estratégia de busca
74 3.4 Busca em fontes secundárias
76 3.5 Busca em fontes primárias

Capítulo 4
83 Tipos de pesquisa
85   4.1 Ensaios clínicos randomizados
88   4.2 Estudos observacionais
93   4.3 Testes diagnósticos
96   4.4 Revisões sistemáticas
100   4.5 Estudos de avaliação econômica

Capítulo 5
109 A auditoria e seus processos
111   5.1 Modelo de auditoria
111   5.2 Planejamento e escolha de padrões para a obtenção de evidências para a auditoria
115   5.3 Protocolo, amostra e coleta de dados
118   5.4 Análise e avaliação
122   5.5 Documentação e fechamento da auditoria

Capítulo 6
131 Processo de trabalho de um auditor
133   6.1 Características dos testes e assertivas de auditoria
134   6.2 Qualidade das evidências
137   6.3 Eficácia e efetividade das intervenções em saúde
139   6.4 Estimativas de risco populacional e análise econômica em saúde
141   6.5 Protocolos médicos e tomada de decisão

149   *Considerações finais*
151   *Referências*
161   *Respostas*
165   *Sobre os autores*

Dedico a escrita e a leitura desta obra a todos os futuros profissionais e aos já estabelecidos na área da auditoria, cuja dedicação na análise meticulosa de documentos é fundamental para garantir a eficiência e a eficácia dos serviços prestados e dos recursos.

Expresso ainda minha extrema gratidão à minha família e aos meus amigos e colegas, cujo apoio constante e compreensão durante todo o processo de escrita foram imprescindíveis, mesmo nos momentos em que minha presença era limitada.

Cristiano Caveião

Dedico esta obra aos profissionais atuantes na auditoria em saúde que buscam sempre melhorar os processos de trabalho.

Izabelle Cristina Garcia Rodrigues

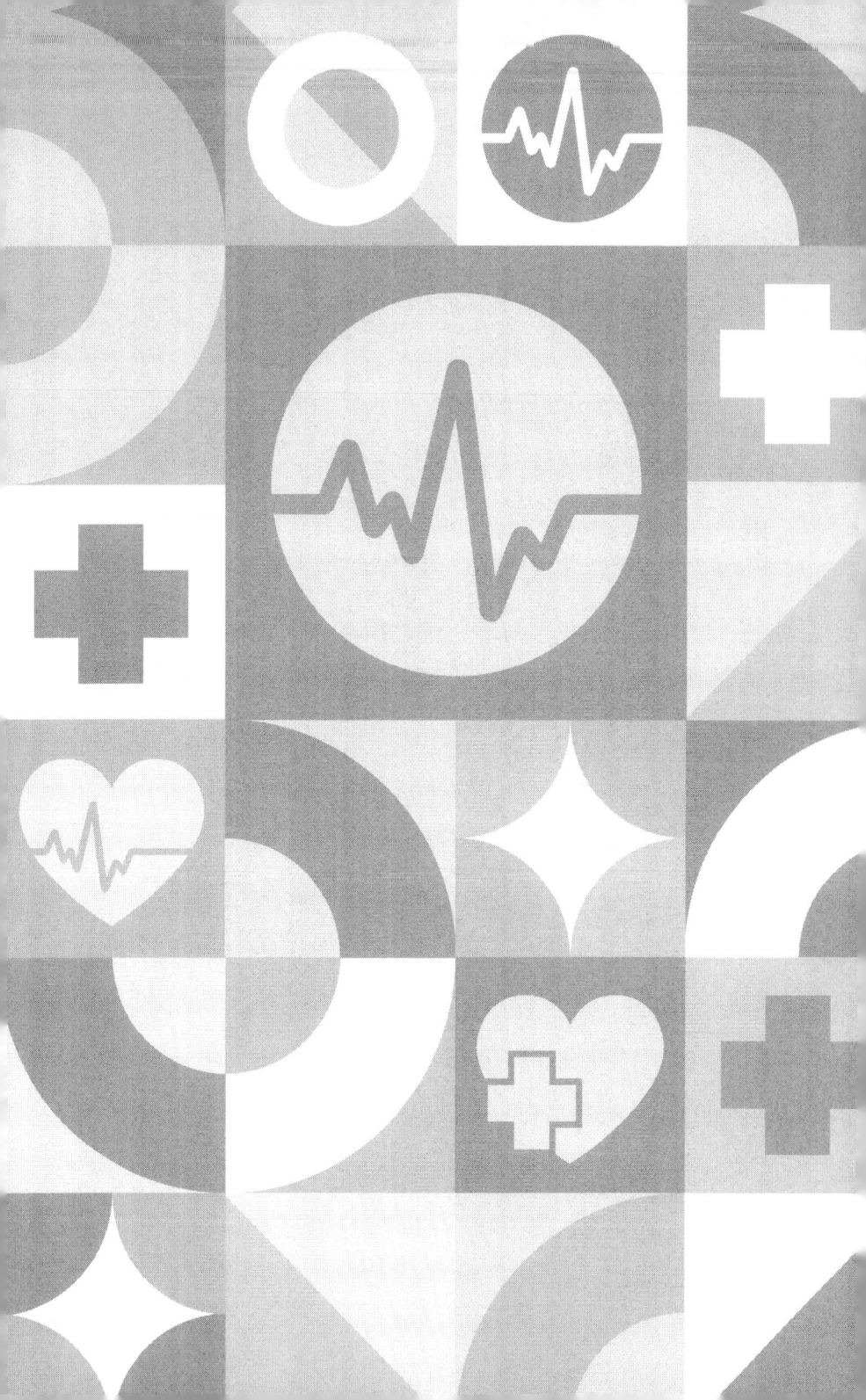

Quero expressar minha mais profunda gratidão a todos aqueles que, de uma forma ou de outra, contribuíram para a concretização desta obra.

Agradeço imensamente à minha família pelo apoio inabalável, aos amigos pela inspiração e pelo encorajamento e aos colegas e mentores que, generosamente, compartilharam seu conhecimento e sua experiência ao longo desta jornada, em especial à professora Izabelle Cristina Garcia Rodrigues, pela parceria na consolidação deste projeto.

Um agradecimento especial é reservado aos leitores, cujo interesse e apoio tornaram possível a existência desta obra.

Que estas palavras possam inspirar, informar e enriquecer suas vidas da mesma maneira que vocês enriqueceram a minha.

Muito obrigado.

CRISTIANO CAVEIÃO

Agradeço ao meu colega professor Dr. Cristiano Caveião, que me acompanhou neste e em tantos outros projetos profissionais. Estendo meu agradecimento aos demais colegas que me impulsionam na busca por mais conhecimento e crescimento profissional. Agradeço, em especial, à minha família, que sempre se mostrou admiradora e incentivadora do meu trabalho.

IZABELLE CRISTINA GARCIA RODRIGUES

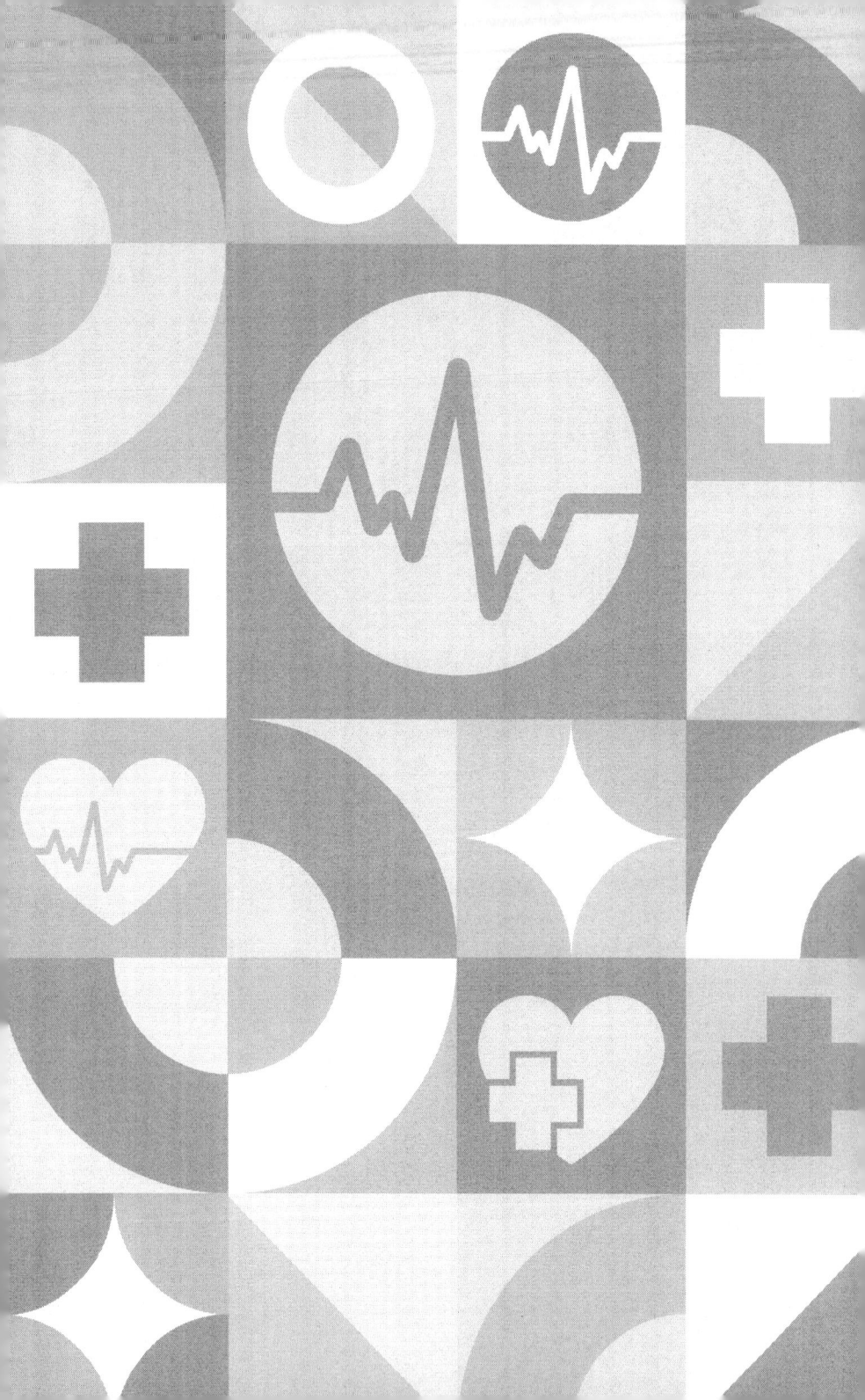

Prefácio

Este livro aborda conceitos importantes para a compreensão do profissional de saúde sobre a auditoria baseada em evidências, tema de extrema relevância para a construção do conhecimento e para a atuação mais direcionada na qualidade do cuidado em saúde.

Além da apresentação do contexto histórico da auditoria baseada em evidências, os autores explicam as estratégias de ação necessárias para chegarmos a evidências aliadas à prática.

Existem diferentes tipos de estudos que fazem a ligação das evidências vinculadas à prática e, com isso, temos uma prática baseada em evidências focando a assistência ao paciente com vistas à qualidade da assistência em saúde.

Estudaremos aqui como a experiência prática e a evidência têm como foco principal a excelência no atendimento, juntamente com a otimização de recursos, tanto materiais quanto financeiros.

O leitor compreenderá a importância de conhecer os tipos de estudos e desenhos que correspondem à estratégia para chegar aos resultados esperados na pesquisa, levando-se em consideração o conhecimento aliado à prática ou à experiência.

Compreenderá também quais são as novas tecnologias em saúde e que através delas entendemos a importância da fidedignidade das fontes de buscas, assim como os tipos de pesquisas que existem para a qualidade das evidências da pesquisa.

Em todas essas abordagens, o leitor deverá compreender o fortalecimento contínuo dos saberes no campo da pesquisa e da prática baseada em evidências.

Para que o leitor consiga acompanhar o desenvolvimento de cada uma das ações da prática baseada em evidências, torna-se indispensável o fortalecimento das ações em saúde, bem como suas intervenções e suas ferramentas voltadas para essa prática.

Ao término da leitura deste livro, o leitor terá aprofundado seus conhecimentos como auditor em saúde ou como um profissional do campo da assistência em saúde que visa à competência e respeita a complexidade dos conceitos abordados, pois esta obra traz contribuições enriquecedoras ao campo da auditoria.

Elaine Grácia de Quadros Nascimento

Mestre em Saúde Coletiva pela Universidade Federal do Paraná (UFPR), professora e tutora da graduação do Centro Universitário Uninter

Apresentação

O processo de trabalho do auditor demanda provas consistentes para embasar seus pareceres, uma tarefa que, com frequência, mostra-se desafiadora na rotina profissional. Para isso, é essencial que sua atuação esteja pautada na prática baseada em evidências (PBE).

Esta obra foi escrita em razão da escassez de livros sobre essa temática, embora seja um campo de tanta relevância e que vem crescendo e tornando-se um pilar da gestão dos serviços de saúde. Nosso objetivo é apresentar diferentes formas de pesquisa para se obter a melhor evidência para o processo de auditoria em saúde, uma evidência que será baseada na prática, cujo risco de rejeição seja minimizado.

Isso porque a busca pela melhor evidência científica propicia os melhores resultados para a atuação do auditor. As análises das evidências ocorrem por meio do Qualis, de fontes primárias e secundárias, estudos observacionais, ensaios clínicos randomizados, pesquisas sistemáticas e estudos de avaliação econômica, para que os relatórios de auditoria possam ser estruturados e permitam uma avaliação criteriosa dos procedimentos e das novidades no mercado.

O processo de trabalho do auditor, invariavelmente, precisa apresentar provas das informações relatadas em seu parecer, mas, por vezes, torna-se muito difícil incorporar isso ao seu cotidiano. Por isso, no Capítulo 1, abordamos a necessidade de mudança da prática profissional, esclarecendo como surgiu e em que consiste essa necessidade de levantamento de provas (evidências). Apresentamos os tipos de estudos que se configuram na utilização de evidências aliadas à prática e apontamos os prós e os contras da utilização da auditoria baseada em evidências, bem como as novas tecnologias que auxiliam nesse processo de trabalho.

No Capítulo 2, tratamos dos atores que devem atuar como facilitadores na busca por um tema para ser aprimorado e, posteriormente, como disseminadores da prática baseada em evidências. Esses atores são denominados *stakeholders*. Em seguida, descrevemos o que são *guidelines*, revisão integrativa, revisão sistemática, relatórios de especialistas e relatório de pesquisa, indicando quais tipos têm mais relevância, o que cada um deles representa e como é estruturado.

No Capítulo 3, explicamos como encontramos as evidências ou as informações científicas. Iniciamos definindo o que é informação científica e qual é a diferença entre esse tipo de informação e os demais. Apresentamos o que é Qualis e qual é sua importância na busca por informações relevantes e de boa qualidade, como aprender a fazer buscas por artigos científicos utilizando-se de conectores corretos e como verificar o que são fontes primárias e secundárias. Enfocamos também as estratégias de busca para o trabalho de um auditor.

No Capítulo 4, tratamos dos aspectos relacionados aos tipos de pesquisa que dão suporte à pesquisa baseada em evidências. Destacamos as características de estudos observacionais, ensaios clínicos randomizados, pesquisas sistemáticas e estudos de avaliação econômica para possibilitar que se faça a escolha da melhor evidência.

No Capítulo 5, abordamos a evidência apropriada e a suficiente, o planejamento e a escolha de uma evidência, a qualidade de uma evidência e os métodos de coleta e de avaliação de dados, além de explicar como unir os documentos e concluir um processo de auditoria.

No Capítulo 6, discutimos tópicos importantes para basear as evidências em uma auditoria e explicamos a diferença entre eficácia e efetividade nas intervenções em saúde e os resultados que apresentam. Descrevemos também as características de uma análise econômica e sua relação com a auditoria e os protocolos, que padronizam o atendimento, reduzem custos e geram maior assertividade no tratamento.

Bom estudo!

Como aproveitar ao máximo este livro

Empregamos nesta obra recursos que visam enriquecer seu aprendizado, facilitar a compreensão dos conteúdos e tornar a leitura mais dinâmica. Conheça a seguir cada uma dessas ferramentas e saiba como estão distribuídas no decorrer deste livro para bem aproveitá-las.

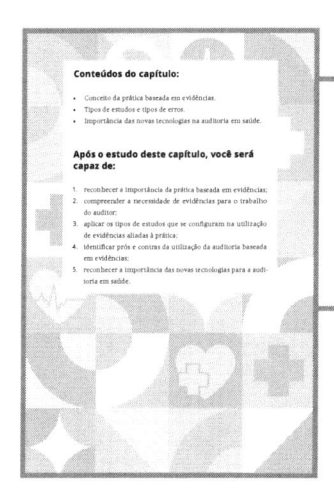

Conteúdos do capítulo:

Logo na abertura do capítulo, relacionamos os conteúdos que nele serão abordados.

Após o estudo deste capítulo, você será capaz de:

Antes de iniciarmos nossa abordagem, listamos as habilidades trabalhadas no capítulo e os conhecimentos que você assimilará no decorrer do texto.

Para saber mais

Sugerimos a leitura de diferentes conteúdos digitais e impressos para que você aprofunde sua aprendizagem e siga buscando conhecimento.

Importante!

Algumas das informações centrais para a compreensão da obra aparecem nesta seção. Aproveite para refletir sobre os conteúdos apresentados.

Fique atento!

Ao longo de nossa explanação, destacamos informações essenciais para a compreensão dos temas tratados nos capítulos.

Preste atenção!

Apresentamos informações complementares a respeito do assunto que está sendo tratado.

Síntese

Ao final de cada capítulo, relacionamos as principais informações nele abordadas a fim de que você avalie as conclusões a que chegou, confirmando-as ou redefinindo-as.

Questões para revisão

Ao realizar estas atividades, você poderá rever os principais conceitos analisados. Ao final do livro, disponibilizamos as respostas às questões para a verificação de sua aprendizagem.

III) Pequenas amostras fornecem resultados mais precisos, por isso são mais confiáveis.
IV) Estudos prospectivos tendem a ser superiores aos retrospectivos em termos de qualidade da informação.

a) Apenas as afirmativas I e III estão corretas.
b) Apenas as afirmativas I e II estão corretas.
c) Apenas as afirmativas II e IV estão corretas.
d) Apenas as afirmativas III e IV estão corretas.
e) Todas as afirmativas estão corretas.

Questão para reflexão

1. Embora seja discutida desde a década de 1960, a telessaúde foi aceita e regulamentada pelo Conselho Federal de Medicina (CFM) apenas em 2020. Mesmo assim, até hoje, alguns profissionais da saúde apresentam resistência ao seu uso. No seu ponto de vista, quais motivos dessa resistência são justificáveis? Você é favorável ou não à telessaúde?

Questão para reflexão

Ao propormos estas questões, pretendemos estimular sua reflexão crítica sobre temas que ampliam a discussão dos conteúdos tratados no capítulo, contemplando ideias e experiências que podem ser compartilhadas com seus pares.

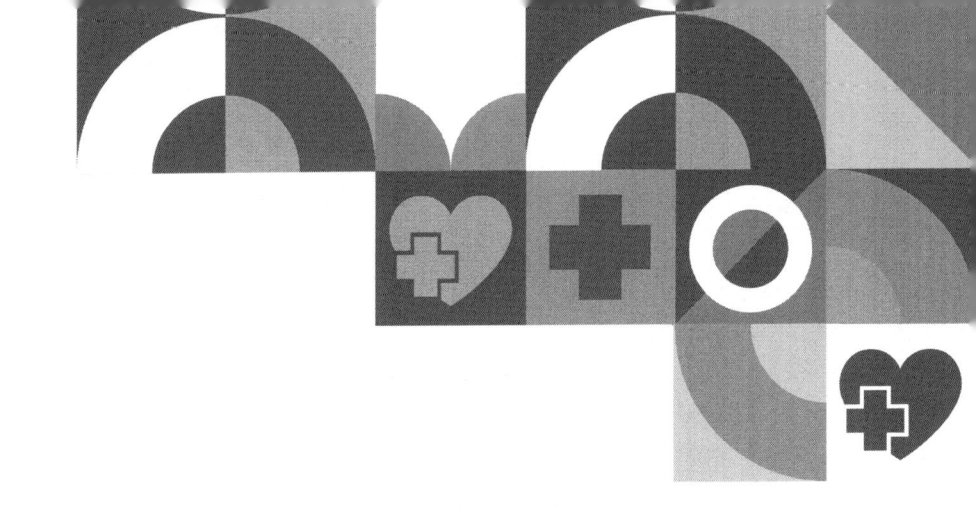

Capítulo 1
Introdução à prática baseada em evidências

Conteúdos do capítulo:

- Conceito da prática baseada em evidências.
- Tipos de estudos e tipos de erros.
- Importância das novas tecnologias na auditoria em saúde.

Após o estudo deste capítulo, você será capaz de:

1. reconhecer a importância da prática baseada em evidências;
2. compreender a necessidade de evidências para o trabalho do auditor;
3. aplicar os tipos de estudos que se configuram na utilização de evidências aliadas à prática;
4. identificar prós e contras da utilização da auditoria baseada em evidências;
5. reconhecer a importância das novas tecnologias para a auditoria em saúde.

1.1 Mudança da prática profissional

Quando decidimos estudar a fundo determinado assunto relacionado ao trabalho, temos a tendência de buscar sempre os melhores caminhos para desenvolver nossa atividade com excelência. A prática baseada em evidências (PBE) surgiu dessa necessidade de fazer melhor.

A assistência em saúde se originou da vontade que as pessoas tinham de cuidar do outro, mesmo quando pouco sabíamos da medicina e pouco havia o que fazer para tratar dos demais. Os primeiros relatos sobre a saúde e a assistência no mundo estão relacionados a casas que recebiam peregrinos, pobres e enfermos, estes últimos em busca de um local apenas para morrer com conforto, uma vez que havia pouco conhecimento sobre cuidados e tratamentos para a maior parte das enfermidades. Somente após a disseminação dos preceitos do cristianismo é que o cuidado, a preocupação e a assistência foram avante com mais afinco (Brasil, 1965).

A necessidade de tratamentos mais eficazes estimulou o avanço e o progresso da medicina. Por meio da vontade de conhecer mais, a medicina, a enfermagem e as demais áreas da saúde expandiram-se, o que também se aplica à nossa temática, visto que, apesar de ser uma iniciativa recente na assistência à saúde, já existem comprovações de sua influência na melhora da qualidade do cuidado.

E o que é qualidade do cuidado e como mensurá-la?

Qualidade do cuidado é "o grau em que os serviços de saúde prestados ao indivíduo e às populações aumentam a probabilidade de se atingir os resultados desejados em saúde e são consistentes com o conhecimento profissional atual" (Larrabee, 2011, p. 14). Em outras palavras, a qualidade do cuidado também está relacionada à sua eficácia, o que faz com que a PBE seja um dos pontos principais para alcançar a excelência no cuidado.

Mesmo que o trabalho seja voltado às partes administrativa e operacional, deve haver a preocupação com a qualidade do cuidado, pois todos os que estão envolvidos com a área da saúde tornam-se corresponsáveis pelo cuidado e pela assistência prestada. Larrabee (2011) defende que a qualidade do cuidado envolve justiça, prudência e beneficência, o que significa que todos os profissionais da área da saúde são responsabilizados eticamente pela promoção da qualidade no cuidado. É importante compreender que os procedimentos adotados nas áreas administrativa e operacional têm estreita relação com o cuidado de usuários e profissionais.

A PBE relacionada à assistência em saúde é aplicada ao paciente pelos profissionais com formação específica para isso; entretanto, para que essa cultura seja instaurada na organização, é preciso que os líderes e os gestores se comprometam a viabilizar a implementação dessa prática, seja fornecendo meios para que possam aplicá-la, seja apresentando os resultados atingidos com o novo método.

Galvão e Sawada (2003) argumentam que apenas por meio da educação será possível introduzir essa nova forma de cuidado nos serviços de saúde. Para isso, é necessário que os gestores invistam em educação continuada e permanente, de modo que muitos profissionais atuantes no mercado de trabalho possam conhecer esse novo formato.

Corroborando o exposto, Schneider, Pereira e Ferraz (2020) afirmam que a PBE é uma abordagem com potencial notoriedade e ganho de qualidade e efetividade clínica, porém o desconhecimento, a falta de habilidade e a descrença quanto à sua utilização são barreiras que vêm ou impedindo ou atrasando sua aplicabilidade.

Devemos observar que, para um bom resultado, é preciso conciliar a experiência e a prática, uma vez que a "experiência prática, a evidência, mesmo sendo considerada de excelência, poderá ser inadequada em determinada situação individual. Por outro lado, sem recorrer à melhor evidência disponível, há o risco de manter práticas desatualizadas" (Schneider; Pereira; Ferraz, 2020, p. 2).

De todo modo, é evidente a importância dessa metodologia na auditoria em saúde, visto que, quando se utilizam bases científicas que podem ser aplicadas na rotina profissional, os questionamentos referentes à influência da percepção e da avaliação do auditor se extinguem, pois existirão evidências de seus achados e as instruções e sugestões indicadas em seu relatório final estarão alinhadas com a prática profissional e o conhecimento científico (OECD, 2020).

1.2 Conceitos e histórico da prática baseada em evidências

Os primeiros indícios da PBE surgiram de relatos de médicos ingleses, ainda na década de 1970, no contexto da denominada *medicina baseada em evidências* (MBE). Como posteriormente isso se ampliou para as demais especialidades de saúde, o nome mais usual para mencionar esse instrumento é *prática baseada em evidências* (Weber et al., 2019; Broeiro, 2015).

De acordo com Leonardi e Meyer (2015, p. 1141), a PBE surgiu em decorrência de diversos fatores:

> O advento da prática baseada em evidências foi influenciado por um conjunto de fatores científicos, sociais, econômicos e políticos, tais como interesse de pesquisadores, clínicos e associações profissionais em comprovar os resultados dos serviços prestados pela categoria, demanda dos consumidores em assegurar a qualidade dos serviços recebidos, empenho das agências governamentais em proteger os direitos dos consumidores, interesse dos planos de saúde em maximizar a relação custo-benefício dos tratamentos, entre outros.

Evidenciada essa realidade, desde os anos 1970, essa prática vem sendo trabalhada para ser implementada nas mais diversas áreas da saúde, mas, durante anos, houve pouca usabilidade, principalmente no Brasil. Essa realidade, contudo, pouco a pouco vem sendo alterada, sobretudo nos últimos anos, quando a PBE ganhou destaque em razão dos resultados positivos que vêm apresentando, conforme expõem Galvão e Sawada (2003, p. 57):

> Quando o cuidado é prestado tendo como eixo norteador essa abordagem, as intervenções tornam-se mais efetivas e seus resultados proporcionam a melhoria da assistência; os profissionais de saúde necessitam aprender a adquirir e interpretar dados para embasar sua prática na melhor evidência disponível.

Agora, vejamos o que é a PBE, abordando seu conceito. Etimologicamente, a palavra *prática* tem origem grega – *praktike* – e *refere-se* à realização de qualquer ideia ou projeto, ou ainda, ao ato de realizar/praticar (Prática, 2015). Já o termo *evidência* vem do latim *evidentia*, que significa qualidade ou caráter daquilo que é incontestável (Evidência, 2015). Assim, o próprio termo sugere que se trata de uma ação realizada com base em uma verdade já comprovada.

Larrabee (2011, p. 16) conceitua a PBE como "a utilização simultânea da experiência clínica e da melhor evidência clínica externa advinda da pesquisa sistemática". Já Broeiro (2015, p. 238) a define como "uso consciente, explícito e judicioso da melhor prova na tomada de decisão no cuidado ao paciente individual". Galvão e Sawada (2003, p. 57) afirmam que a PBE é "uma abordagem que possibilita a melhoria da qualidade da assistência à saúde. [...] A utilização de resultados de pesquisas na prática consiste em um dos pilares dessa abordagem".

Por fim, Pedrolo et al. (2009, p. 761), citando Galvão, Sawada e Trevizan (2004), entendem que a PBE é "uma abordagem para o cuidado clínico e para o ensino, fundamentada no conhecimento e qualidade da evidência", tendo como finalidade "promover a qualidade dos serviços de saúde e a diminuição dos custos operacionais"

Tendo em vista os conceitos apresentados, percebemos que a essência permanece intacta em todas as definições, o que nos leva a definir a PBE como **a busca pela qualidade do cuidado por meio da junção da prática com a pesquisa**.

Essa definição decorre da forma como a PBE acontece: pela detecção de um problema, por meio da qual se passa, então, a averiguar as evidências disponíveis. Em seguida, avaliam-se as possibilidades de implementação das práticas e, por fim, procede-se à apreciação dos resultados, de modo que os três eixos fundamentais para o cuidado se unam, como ilustrado na Figura 1.1.

Figura 1.1 – Eixos fundamentais da PBE

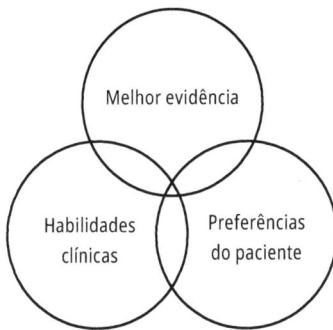

(Diagrama de Venn com três círculos: "Melhor evidência", "Habilidades clínicas" e "Preferências do paciente")

Fonte: Elaborado com base em Pedrolo et al., 2009.

E o que seria a melhor evidência? Para Pedrolo et al. (2009, p. 761, grifo do original), "a **melhor evidência** é oriunda da pesquisa clínica relevante, focada no paciente para aprimoramento das medidas de diagnóstico, indicadores de prognóstico e tratamento, reabilitação e prevenção".

Já habilidade clínica está relacionada à capacidade de aliar o conhecimento e a experiência profissional para fazer o diagnóstico, bem como identificar os riscos e os benefícios a que se está expondo o paciente. Isso tudo sem desconsiderar os desejos do paciente, respeitando sempre os princípios bioéticos de autonomia, beneficência, justiça e não maleficência.

1.3 Evidências e tipos de estudos

Como vimos anteriormente, evidência é uma prova incontestável. E o que seria essa prova na PBE? Como podemos escolher essa evidência? Vamos nos embasar para que possamos acreditar que essa é uma prova incontestável? Se um dia quisermos produzir uma evidência, como devemos proceder?

A expressão *baseada em evidências* significa que a pesquisa foi utilizada como base para a tomada de decisões sobre a assistência à saúde, o que faz com que a pesquisa seja um dos pilares dessa modalidade de assistência. Destacamos, entretanto, que, para uma pesquisa ter o caráter necessário para a utilização em PBE, é preciso apresentar resultados na prática assistencial, e esse é o ponto desafiador para os pesquisadores.

A diferença entre uma pesquisa de literatura e uma pesquisa voltada à PBE é a lacuna existente entre a teoria e a prática exposta nas revisões de literatura convencionais. Já a pesquisa produzida na prática tem maior aderência na viabilidade de aplicação, visto que será passível de reprodução. Além disso, em grande parte dos estudos, a pesquisa é baseada na prática e, no caso da PBE, a prática é baseada na pesquisa (Galvão; Sawada, 2003).

Larrabee (2011) corrobora essas afirmações e salienta que devemos considerar como provas somente o que pode ser comprovado cientificamente. O desafio daqueles que buscam essa modalidade de assistência está, porém, em analisar as situações que merecem sua aplicabilidade e as que não necessitam dela.

Então, para que possa se tornar viável a utilização da pesquisa na assistência, é preciso que o profissional tenha quatro habilidades essenciais, listadas a seguir.

> **Habilidades essenciais na PBE**
>
> a) Destreza em transformar os problemas da prática clínica em perguntas que possam servir de orientação para pesquisar a literatura científica.
> b) Facilidade para efetuar buscas sistemáticas em bases de dados de modo a reunir informações científicas adequadas sobre o assunto.
> c) Capacidade para efetuar avaliação crítica da literatura científica e, dessa maneira, separar e utilizar apenas o material que forneça as melhores evidências
> d) Desenvoltura para aplicar os resultados da avaliação crítica na tomada de decisões.

Fonte: Elaborado com base em Pereira, 2016, p. 1.

Por meio dessas habilidades, o profissional conseguirá buscar as respostas necessárias para dar o melhor atendimento possível ao paciente.

1.3.1 Tipos de estudos

Quando falamos em *tipos de estudos*, estamos nos referindo ao desenho ou delineamento do estudo, que corresponde à estratégia ou ao método utilizado para alcançar os resultados da pesquisa. Entre os tipos de pesquisa existem algumas estratégias que ajudam a minimizar os problemas de interpretação dos dados encontrados e que influenciam a qualidade da investigação, como podemos ver a seguir.

> **Situações que influenciam na qualidade de uma investigação**
>
> a) Os estudos experimentais do tipo ensaio clínico randomizado oferecem melhores evidências do que os não experimentais (estudos não randomizados ou observacionais).
> b) Um estudo randomizado que inclua centenas de participantes produz melhor evidência científica do que outro, de igual qualidade técnica, mas com amostra menor do que cem indivíduos.
> c) As pequenas amostras fornecem resultados inconsistentes, que devem ser interpretados com cautela.
> d) A qualidade e a quantidade de perdas de sujeitos diferenciam os estudos. Poucas perdas estão associadas à melhor qualidade da investigação.
> e) A aferição duplo-cega é superior à coleta de dados em que não haja preocupação com o mascaramento de observadores e observados.
> f) Os estudos prospectivos tendem a ser superiores aos retrospectivos em termos de qualidade da informação.
> g) Os estudos observacionais de base populacional são melhores que os institucionais.

Fonte: Elaborado com base em Pereira, 2016, p. 1.

Vamos esclarecer brevemente alguns pontos de destaque dessa lista, a começar pelos estudos experimentais do tipo ensaio clínico randomizado. Azeredo (2017) define esse tipo de estudo como "um delineamento de pesquisa específico, em que seres humanos recebem diferentes intervenções que lhes são alocadas aleatoriamente, [...] em contexto experimental (presença de grupo controle e um ou mais grupos experimentais)".

A pesquisa experimental constitui o delineamento mais prestigiado nos meios científicos. Com relação aos estudos randomizados, é unânime o entendimento de que esse tipo de abordagem é uma das mais confiáveis para a determinação de efeito terapêutico; contudo, é importante destacar a dificuldade que os pesquisadores têm para desenvolver esse tipo de estudo em razão do mascaramento (Gil, 2002; Oliveira; Parente, 2010).

O mascaramento é o processo de retenção da informação sobre as intervenções atribuídas a cada grupo, sendo um elemento-chave na concepção de ensaios clínicos randomizados (ECRs) (Oliveira; Parente, 2010).

O cegamento nas pesquisas envolve a questão do anonimato e, consequentemente, da segurança dos resultados. A aferição duplo-cega corresponde ao desconhecimento da intervenção por parte do observado e do observador nos grupos (controle e experimentais). As outras formas de classificação são a mono-cega, em que apenas uma das partes desconhece a intervenção, e a triplo-cega, em que o observador, o observado e o estatístico desconhecem as intervenções nos grupos (Vasconcelos, 2016).

Com relação à direcionalidade temporal do estudo, ele pode ser retrospectivo, quando surge do passado e vem até o presente, ou prospectivo, quando sai do presente e vai para o futuro. Assim, o retrospectivo analisa o efeito para encontrar a causa, e o prospectivo analisa a causa para identificar o efeito.

A seguir, vamos tratar de outros aspectos que influenciam os estudos utilizados na PBE.

1.4 Qualidade, classificação dos erros e viés

Avaliar e julgar é quase inerente ao ser humano e, quando se trata de pesquisas científicas, o tema ganha ainda mais importância. Como podemos determinar a qualidade de uma pesquisa? Quais indicadores são utilizados?

Para Pereira (2016, p. 7), "a qualidade da pesquisa depende da combinação de uma boa pergunta e um delineamento adequado para respondê-la". O autor ainda reforça que esse aspecto não é suficiente para produzir um estudo de qualidade; é preciso um método de investigação aplicado. Nesse contexto, destacamos a pesquisa sistemática de literatura, que apresenta estreito viés com a prática clínica, visto que seu objetivo é guiar os profissionais de saúde por meio da pesquisa.

A revisão sistemática de literatura utiliza-se de uma rigorosa metodologia, que torna a pesquisa mais segura e de alta qualidade. Rother (2007) aponta sete passos para desenvolver uma revisão sistemática, como indicado na Figura 1.2.

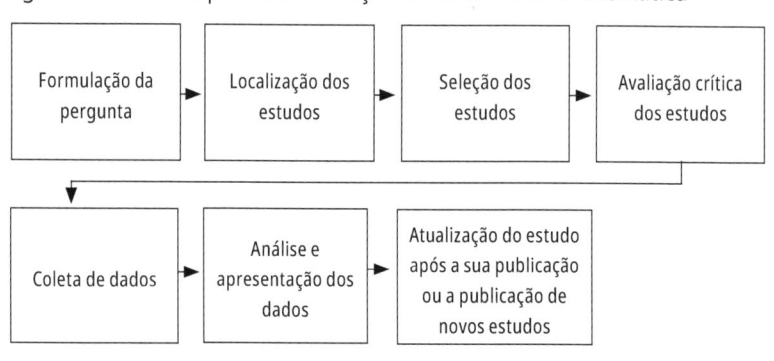

Figura 1.2 – Passos para a elaboração de uma revisão sistemática

```
Formulação da pergunta → Localização dos estudos → Seleção dos estudos → Avaliação crítica dos estudos
                                                                              ↓
Coleta de dados → Análise e apresentação dos dados → Atualização do estudo após a sua publicação ou a publicação de novos estudos
```

Fonte: Elaborado com base em Rother, 2007.

As etapas aqui apresentadas visam fornecer o maior número de informações necessárias para que seja possível a reprodução dos passos desenvolvidos, fazendo com que a pesquisa seja mais robusta e capaz de avaliar a eficácia e os efeitos das intervenções. Entretanto, conforme aponta Pereira (2016, p. 8), os problemas a serem enfrentados ao fazermos um estudo são frequentes e, caso não sejam solucionados, podem resultar "em erros nas frequências obtidas, gerando subestimativas ou superestimativas dos verdadeiros valores" e fazendo com que o estudo perca credibilidade.

Dessa forma, Pereira (2016, p. 8) ressalta que é "parte substancial da análise crítica de um texto científico concentrar-se na busca por erros que possam ter sido cometidos", procurando minimizá-los e, assim, produzir uma pesquisa de qualidade com confiabilidade.

1.4.1 Classificação dos erros

Como mencionamos, a pesquisa deve buscar os possíveis erros para que seus impactos possam ser minimizados no momento de colher os resultados. Podemos classificar os erros em quatro categorias, como consta na Figura 1.3.

Figura 1.3 – Classificação dos erros

```
┌──────────────────┐                    ┌──────────────────────┐
│ Erro sistemático │──┐              ┌──│ Falsificação de dados│
└──────────────────┘  │              │  └──────────────────────┘
                      ▼              ▼
                   ┌─────────────────────┐
                   │ Classificação dos   │
                   │        erros        │
                   └─────────────────────┘
                      ▲              ▲
┌──────────────────┐  │              │  ┌──────────────────────┐
│  Erro aleatório  │──┘              └──│ Fabricação de dados  │
└──────────────────┘                    └──────────────────────┘
```

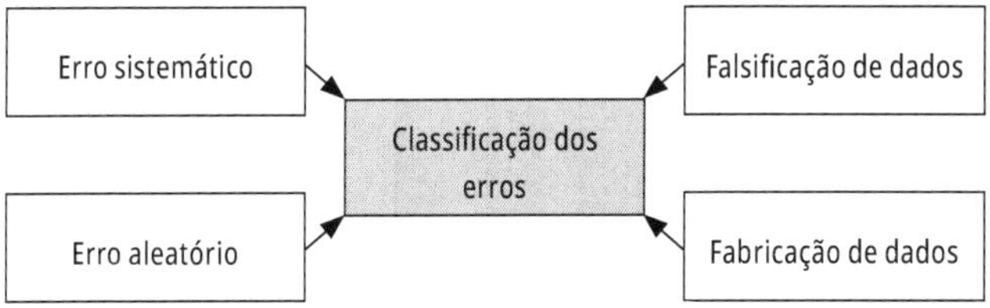

Fonte: Pereira, 2016, p. 9.

Erros de fabricação ocorrem quando o pesquisador não tem o conjunto, completo ou parcial, de dados e ou inventa ou forja essas informações a fim de fazer uma descrição de experimentos que nunca foram desenvolvidos.

Para Coury (2012, p. v-vi), os erros identificados como **falsificação de dados** podem ser assim definidos:

> a manipulação de materiais de pesquisa, equipamentos, processos ou a alteração ou omissão de resultados, de forma a não representar a pesquisa com precisão. Exemplo disso é o "cooking", no qual apenas os resultados que apoiam a hipótese investigada são mantidos e analisados, ignorando-se os dados que possam enfraquecê-la. Também como uma ofensa menor, existe o "trimming", que envolve suavizar irregularidades dos dados de forma a torná-los mais convincentes para publicação.

Essas duas situações envolvem questões éticas e do pesquisador, uma vez que, em ambos os casos, o pesquisador está manipulando conscientemente os resultados da pesquisa. Já o **erro aleatório** corresponde ao erro ao acaso e, invariavelmente, é encontrado em investigações feitas em amostras. Como explica Coutinho (1998, p. 113),

> O erro aleatório decorre, exclusivamente, do acaso, e pode ser estimado por testes estatísticos. DCferente do erro sistemático, o erro aleatório, porque é aleatório, varia de forma uniforme em torno do valor real, porém sem modificá-lo. Esse tipo de erro pode ser minimizado quando o número da amostra é maior, ou seja, quanto maior é o número da amostra, menor será o erro amostrado.

Por sua vez, o **erro sistemático** é aquele que distorce "a estimativa de uma variável, por exemplo,0aumentando a média de uma variável (PA) ou diminuindo a prevalência de uma característica (frequência de fumantes)" (Coutinho, 1998, p 112).

O erro sistemático é também conhecido como **viés**, que corresponde a uma distorção ou a um erro não aleatório, em que os resultados obtidos estarão desviados do valor real. Esse tipo de erro pode ser classificado em três subtipos, conforme descrito no Quadro 1.1.

Quadro 1.1 – Classificação do erro sistemático

Tipo de viés	Descrição
de seleção	está relacionado com distorções na amostra ou na população de estudo.
de aferição	corresponde ao erro sistemático ao lidar com os dados.
de confusão (ou confundimento)	ocorre quando os efeitos de duas variáveis não estão separados, dificultando a interpretação.

Fonte: Elaborado com base em Pereira, 2016, p. 9.

Como vemos, o que difere o erro sistemático do erro aleatório é que o primeiro faz uma distorção dos resultados dando viés para um direcionamento e o segundo gera resultados abaixo ou acima do valor real.

1.5 Novas tecnologias em saúde

A era digital transformou os processos de trabalho e de pesquisa em saúde. Por meio da tecnologia da informação (TI), atualmente, é possível obter resultados muito mais rapidamente do que em outros tempos, quando os processos eram desenvolvidos de forma manual. Isso faz com que a TI seja um recurso fundamental para a área da saúde, tanto para a gestão dos serviços de saúde quanto para a assistência e o cuidado.

A TI, segundo Julião et al. (2020, p. 26), é "um conjunto de meios físicos tecnológicos que atuam sobre o aprimoramento dos processos, permitindo resultados mais robustos e eficientes sobre diversas demandas organizacionais".

Com relação à usabilidade da TI no contexto das organizações, Julião et al. (2020, p. 27) destacam:

A TI quando usada dentro das organizações, permite criar novos procedimentos, fluxos e grupos de trabalho. Serve como base de conhecimento sobre produtos e serviços, além de aprimorar a forma como a comunicação seguirá o seu fluxo ao longo das atividades desenvolvidas. Considerando a estrutura da organização, a TI permite a facilitação de novos relacionamentos, assim como a amplitude de controle, supervisão, divisionalização e configuração de organizações virtuais. No que tange às relações intraorganizacionais, a TI permite a criação de novas parcerias e alianças entre clientes e fornecedores.

A TI mudou a forma de gerenciar e operacionalizar as instituições, visto que seu uso traz eficiência e eficácia às organizações, independentemente da área de atuação. A TI é também muito utilizada na área de auditoria, uma vez que a auditoria "usa diferentes procedimentos e instrumentos de trabalho para oferecer uma análise e avaliação completa das atividades de controle, da estrutura organizacional da entidade e das operações realizadas" (Andrade, 2021, p. 13).

Do mesmo modo, Julião et al. (2020) afirmam que a maior contribuição da TI na saúde é decorrente da agilidade que ela proporciona para a área. Além disso, cabe ressaltar a precisão das informações, que confere mais segurança à tomada de decisão.

Atualmente, muitos são os aplicativos e os sistemas que auxiliam a gestão dos serviços de saúde e os profissionais de saúde, seja possibilitando a aproximação entre paciente e profissional, seja minimizando as barreiras geográficas, seja facilitando os processos nas áreas de atendimento/agendamento, logística (fornecimento), financeira e administrativa, entre outras.

Apesar dos custos que envolvem a criação de novos sistemas, da necessidade de capacitação de colaboradores quando um novo sistema é implementado e de outros custos relacionados ao desenvolvimento de um sistema, os resultados de melhoria compensam os investimentos e a utilização no longo prazo colabora para a redução de custos para a organização (Julião et al., 2020).

Entre os principais exemplos de novas tecnologias na saúde, destacamos as impressoras 3D, que auxiliam na reprodução de próteses; os aplicativos para *smartphones*, que podem promover o cuidado do usuário com a saúde, indicando a baixa ingestão de água ou monitorando pacientes por meio do envio de dados, em tempo real, acerca de índice glicêmico, pressão, entre outros; o armazenamento de informações na "nuvem", possibilitando que diversos profissionais acessem os dados do paciente (considerando-se, sempre, o direito de confidencialidade); a telessaúde/telemedicina, que possibilita consultas *on-line*, emissão de laudos a distância, discussão de casos clínicos com outros especialistas e acompanhamento de cirurgias em tempo real (Laudo..., 2019).

Por meio dessas e de outras ferramentas, torna-se possível atender na urgência que a vida humana exige.

> **Importante!**
>
> Apenas a título de conhecimento, destacamos que a telessaúde é um desdobramento da telemedicina, restrita à área médica. A telessaúde corresponde à utilização de tecnologias da informação nas demais áreas da saúde (enfermagem, fisioterapia, nutrição e outras).

Infelizmente, os serviços de saúde brasileiros manifestam certa resistência à utilização da telemedicina, assunto abordado desde a década de 1960. Em 1990, ele ganhou mais expressividade, com linhas de transmissão de dados de ampla distribuição, e fez-se ainda mais presente em 2010, nas redes de atenção. Apenas em 2019 as teleconsultas e os telediagnósticos foram autorizados, mas logo a autorização foi revogada. Em 2020, no entanto, com a pandemia de covid-19, o Conselho Federal de Medicina (CFM) reconheceu a necessidade da aplicabilidade da telemedicina no âmbito da saúde pública e da saúde suplementar. Assim, naquele ano, foram sancionadas leis que regulamentaram esse serviço.

Mesmo com o aval do CFM e a regulamentação do serviço, precisamos destacar que muitos profissionais de saúde mostram-se resistentes à sua aplicabilidade, principalmente os da área médica, e, muitas vezes, não conseguem enxergar com clareza seus benefícios (Lisboa et al., 2023).

> **Para saber mais**
>
> Para se aprofundar na temática da telessaúde e da tecnologia em saúde, sugerimos a apresentação do professor Antonio Luiz Pinho Ribeiro, que atua na Universidade Federal de Minas Gerais (UFMG), no Departamento de Clínica Médica.
>
> IEA – Instituto de Estudos Avançados da USP. **Tecnologia e saúde**: telemedicina e inteligência artificial. 21 ago. 2023. Disponível em: <https://www.youtube.com/watch?v=K_pT5CMXQkw&t=2sl>. Acesso em: 27 maio 2024.

Síntese

Neste capítulo, descrevemos os diferentes tipos de estudos, como os experimentais, os randomizados e os observacionais, e os quatro tipos de erros presentes nas pesquisas, causados por diferentes motivos.

Também explicamos como e quando a PBE surgiu. Vimos que, apesar de estar em discussão há anos, apenas recentemente ela se tornou mais conhecida e utilizada pelos profissionais da saúde. Ainda será preciso trabalhar no campo educacional, em seus diferentes níveis, para que essa modalidade de cuidado se torne efetiva nos serviços de saúde.

Vimos ainda que é por meio da pesquisa que podemos evidenciar uma prática e divulgá-la aos demais profissionais e, assim, destacamos que não basta ser uma pesquisa; é preciso que se trate de uma pesquisa sistemática, cuja metodologia é apresentada de forma suficientemente clara para reprodução. Por fim, abordamos as tecnologias que estão atreladas à PBE e sua interferência na saúde e no cuidado.

Questões para revisão

1. Erro sistemático é aquele proveniente dos "problemas no planejamento ou na condução do estudo e [que] não pode ser corrigido na fase de análise. Apenas pode ser evitado durante a elaboração do estudo". Considerando apenas os subtipos de erro de viés, assinale a alternativa correta:
   a) O erro de viés de seleção refere-se a distorções na amostra.
   b) O erro de confusão refere-se ao erro ao lidar com os dados.
   c) O erro de falsificação de dados ocorre quando não há um conjunto de dados completo e, por isso, as informações são forjadas.
   d) O erro aleatório é o erro intencional, encontrado em investigações feitas em amostras.
   e) O erro de aferição ocorre quando duas amostras não estão separadas, dificultando a interpretação.

2. A prática baseada em evidências (PBE) deve basear-se em três eixos. Quais são os três pilares da PBE?

3. Quais são os sete passos básicos para a elaboração da pesquisa sistemática de literatura, de acordo com Rother (2007)?

4. Atualmente, por meio da tecnologia da informação, é possível alcançar resultados rapidamente. Considerando a temática da tecnologia em saúde, analise as afirmativas a seguir e marque V para as verdadeiras e F para as falsas:

( ) Telessaúde e telemedicina não se diferenciam; ambas atuam com atividades como teleconsulta e telediagnóstico.

( ) A tecnologia da informação é definida como um conjunto de meios físicos tecnológicos que atuam sobre o aprimoramento dos processos, permitindo resultados mais robustos e eficientes sobre diversas demandas organizacionais.

( ) A tecnologia da informação, quando usada nas organizações, permite criar novos procedimentos, fluxos e grupos de trabalho. Ela serve como base de conhecimento sobre produtos e serviços, além de aprimorar a forma como a comunicação seguirá o seu fluxo ao longo das atividades desenvolvidas.

( ) Aplicativos para *smartphones* e impressoras 3D são exemplos de tecnologias de informação utilizadas na área da saúde.

Agora, assinale a alternativa com a sequência correta:

a) V, F, V, F.
b) F, V, V, V.
c) V, F, V, V.
d) V, V, F, V.
e) V, V, V, V.

5. O delineamento do estudo corresponde à estratégia ou ao método utilizado para alcançar os resultados da pesquisa. Entre os tipos de pesquisa existem algumas estratégias que ajudam a minimizar os problemas de interpretação dos dados encontrados e que influenciam a qualidade da investigação. Com base nisso, analise as afirmativas a seguir e, depois, assinale a alternativa correta:

I) Estudos institucionais são mais confiáveis do que estudos observacionais de base populacional.

II) Estudo experimentais randomizados são melhores do que estudos experimentais não randomizados.

III) Pequenas amostras fornecem resultados mais precisos, por isso são mais confiáveis.

IV) Estudos prospectivos tendem a ser superiores aos retrospectivos em termos de qualidade da informação.

a) Apenas as afirmativas I e III estão corretas.
b) Apenas as afirmativas I e II estão corretas.
c) Apenas as afirmativas II e IV estão corretas.
d) Apenas as afirmativas III e IV estão corretas.
e) Todas as afirmativas estão corretas.

Questão para reflexão

1. Embora seja discutida desde a década de 1960, a telessaúde foi aceita e regulamentada pelo Conselho Federal de Medicina (CFM) apenas em 2020. Mesmo assim, até hoje, alguns profissionais da saúde apresentam resistência ao seu uso. No seu ponto de vista, quais motivos dessa resistência são justificáveis? Você é favorável ou não à telessaúde?

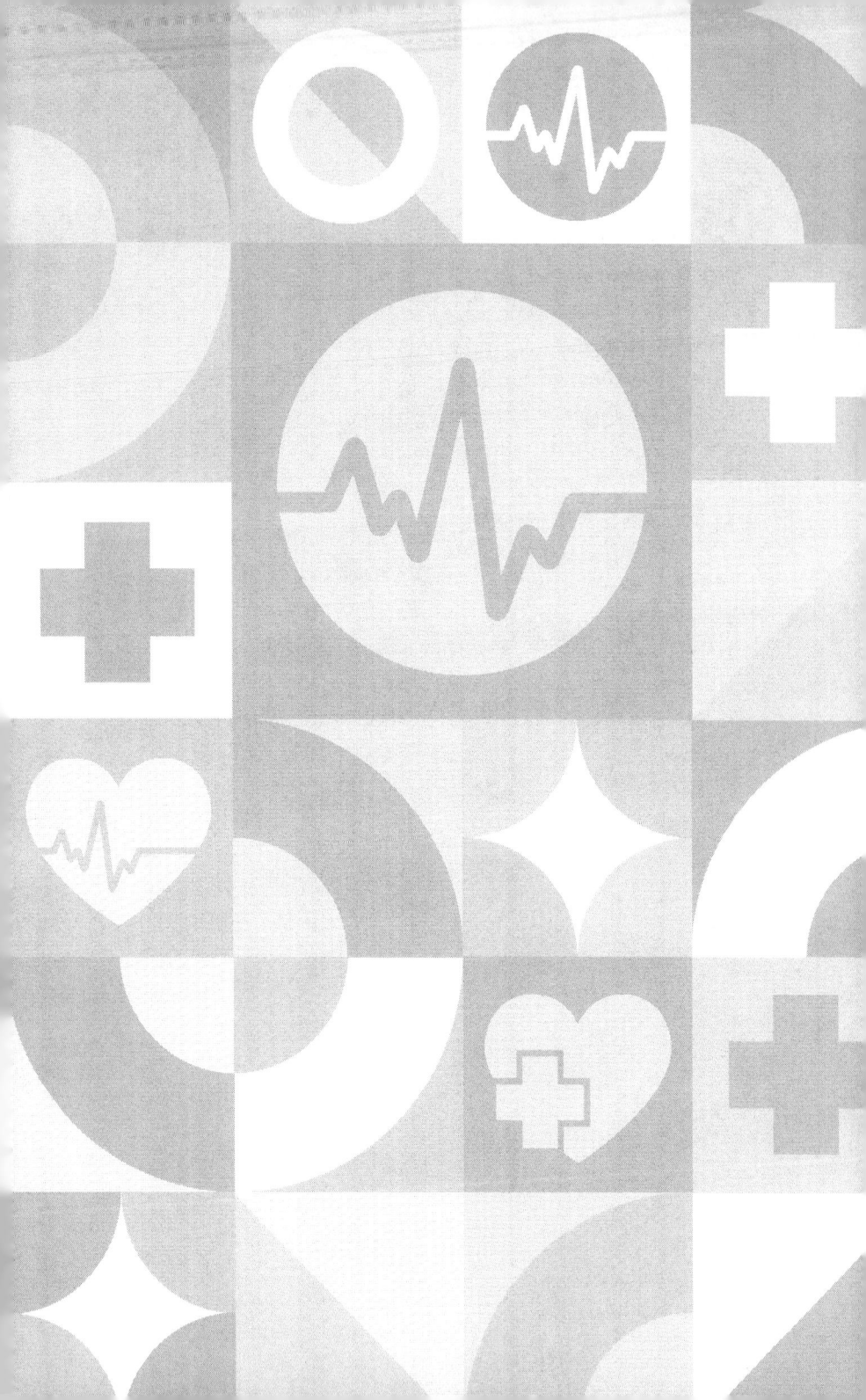

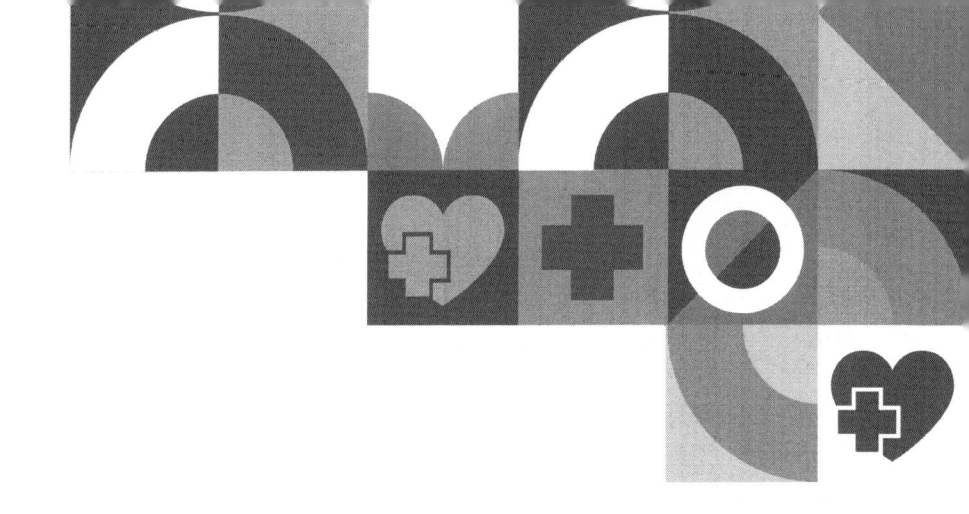

Capítulo 2
Modelo para a aplicação da prática baseada em evidências

Conteúdos do capítulo:

- Atores-chave na implementação da auditoria em saúde.
- Forma de definir um problema para implementação de auditoria.
- Formas de identificar, encontrar e avaliar fontes confiáveis.

Após o estudo deste capítulo, você será capaz de:

1. avaliar a necessidade de mudança da prática baseada em evidências;
2. localizar e analisar criticamente as evidências;
3. projetar a mudança da prática;
4. implementar e avaliar o projeto de mudança da prática;
5. integrar as mudanças já feitas.

2.1 Abordagem inicial da prática baseada em evidências

As principais atividades relacionadas à primeira etapa da prática baseada em evidências (PBE) dizem respeito às seguintes palavras-chave: *stakeholders*, coleta, comparação, identificação e resultados, conforme veremos a seguir.

Em tradução para o português, *stakeholders* significa "parte interessada" que atua de forma colaborativa. O termo vem ganhando espaço nos últimos anos entre as organizações em razão da facilidade com que as pessoas podem se comunicar dos promissores resultados que a colaboração interorganizacional tem apresentado (Stocker et al., 2019). Em outras palavras, *stakeholders* são todos os indivíduos com algum interesse tanto na gestão como nos resultados de uma organização ou de um projeto.

E quem são os *stakeholders* na auditoria em saúde?

Larrabee (2011) afirma que "os potenciais *stakeholders* incluem enfermeiros, líderes de enfermagem", podendo abranger também médicos terapeutas e demais profissionais de saúde que necessitem atuar no caso clínico em questão. Os familiares e o próprio paciente não podem integrar a equipe de PBE, mas é possível fazer entrevistas e demais contatos a fim de reunir suas ideias e preocupações.

Os integrantes da equipe devem assumir alguns papéis para organizar as atividades operacionais/administrativas da equipe de PBE. Uma dessas funções é a de líder, que será responsável por preparar e distribuir o cronograma de reuniões da equipe. O líder pode ser escolhido por meio de indicação dos membros da própria equipe.

Outra função é a de secretário, para escrever as atas das reuniões. Os demais integrantes devem executar atividades de acordo com o que for estabelecido nas reuniões, podendo ser busca por evidências e por referências, produção do relatório para aplicabilidade da prática e definição dos responsáveis pela execução da nova prática determinada pela equipe.

Para chegar a esse ponto, é preciso, no entanto, descobrir um problema para aplicar a PBE, e isso pode surgir de diversas maneiras, como descreve Larrabee (2011):

- a oportunidade de melhoria apontada por um profissional de saúde que, em virtude de seu olhar crítico, identificou tal problemática;
- novas publicações na área que indiquem melhorias de processos;
- relatórios trimestrais de eventos adversos;
- reclamações de pacientes ou familiares;
- ocorrência de um evento significativo com graves consequências.

Para saber se o problema levantado é digno de entrar em um projeto de PBE, é necessário responder às seguintes perguntas:

- A situação é de alto risco ou propensa a problemas?
- A situação consome mais recursos do que é reembolsado?
- A situação é de alta prioridade para a missão, a visão e os valores da organização?

Diante das respostas obtidas, devem ser consideradas ainda as questões relacionadas à aplicação de recursos destinados à PBE, verificando-se se existem indícios de evidências para fundamentar essa aplicação e qual é o prazo necessário para o retorno da aplicabilidade da PBE.

A implementação e a execução de um projeto de PBE depende de um longo caminho, podendo chegar a um ano, se considerarmos desde a criação da equipe até a aplicabilidade e a execução da prática, conforme aponta o cronograma apresentado no Quadro 2.1.

Quadro 2.1 – Cronograma para a implementação da PBE

Tarefas	Duração*	Início	Término	Completo em
Etapa 1: Avaliar a necessidade de mudança da prática (definir o tópico)	35 dias			
– Coletar dados internos sobre a prática corrente	25 dias			
– Comparar dados externos com dados internos	5 dias			
– Identificar o problema	5 dias			
– Relacionar o problema, as intervenções e os resultados	1 dia			
Etapa 2: Localizar as melhores evidências	50 dias			
– Planejar a busca	5 dias			
– Realizar a busca	45 dias			
Etapa 3: Fazer uma análise crítica das evidências	75 dias			
– Fazer uma avaliação crítica e pesar as evidências	20 dias			
– Sintetizar as melhores evidências	20 dias			
– Avaliar a viabilidade, os benefícios e os riscos da nova prática	5 dias			
Etapa 4: Projetar a mudança da prática	60 dias			
– Definir a mudança proposta	5 dias			
– Identificar os recursos necessários	5 dias			
– Projetar a avaliação do piloto	5 dias			
– Projetar a implementação do plano	10 dias			
Etapa 5: Implementar e avaliar a mudança da prática	80 dias			
– Implementar um estudo-piloto	60 dias			

(continua)

(Quadro 2.1 – conclusão)

Tarefas	Duração*	Início	Término	Completo em
– Avaliar processos, resultados e custos	20 dias			
– Desenvolver conclusões e recomendações	5 dias			
Etapa 6: *Integrar e manter a mudança da prática*	50 dias			
– Comunicar a mudança recomendada aos *stakeholders*	10 dias			
– Integrar aos padrões da prática	30 dias			
– Monitorar periodicamente o processo e os resultados	10 dias			
– Comemorar e disseminar os resultados do projeto	90 dias			

* São estimativas e podem variar com a natureza do projeto.
Fonte: Larrabee, 2011, p. 49.

O cronograma apresenta, de forma geral, a aplicação da PBE, mas os prazos dependerão de cada projeto.

Para auxiliar na escolha da problemática, Larrabee (2011) sugere a utilização de um *brainstorming*.

A tradução literal para a língua portuguesa do termo *brainstorming* é "tempestade de ideias", mas ele pode ser entendido, também, como um debate. É o momento em que as pessoas envolvidas em um objetivo comum (resolver um problema ou criar algo) reúnem-se para um levantamento de ideias ou propostas que orientem o caminho até a solução do problema ou para a criação do que se pretende.

O *brainstorming* é uma técnica por meio da qual se aplicam várias palavras que se refiram à situação (resposta da situação-problema) para gerar novas ideias. O objetivo de um *brainstorming* deve ser determinado com base no desafio que será tratado. Em seguida, escolhe-se quem será o líder, quem participará e, se necessário, quem será o auxiliar do líder. O líder deve ser alguém que conheça bem a situação e que também tenha habilidade para trabalhar com grupos. Ele deve contextualizar a equipe sobre o desafio e estimulá-la a pesquisar sobre ele.

No momento do *brainstorming*, o líder deve explicar o problema e a dinâmica. As ideias devem ser anotadas de maneira que todos os participantes conheçam todas as ideias já sugeridas para que, com base nelas, desenvolvam outras ou aprimorem as já levantadas. Para isso, elas devem ser anotadas em um quadro ou em folhas de *post-it*.

Os participantes devem registrar suas ideias em silêncio para não interromper o fluxo de pensamento de outras pessoas e evitar julgamentos alheios. É importante que os participantes expliquem suas ideias, caso seja necessário, para que os outros as entendam.

Encerrado o levantamento de ideias, elas devem ser agrupadas por similaridade, eliminando-se as ideias duplicadas.

Há ainda o recurso de votação múltipla, que consiste em "chegar a um consenso na equipe sobre a priorização de tópicos clínicos para os quais existam oportunidade de melhoria" (Larrabee, 2011, p. 56). Nesse sistema, cada membro da equipe deve pontuar os problemas apontados com notas de 1 a 5, sendo 5 a mais importante e 1 a menos importante. Depois, tabelam-se os resultados, soma-se a pontuação de cada tópico e, por fim, identifica-se a prioridade de problemas.

Dessa forma, nessa etapa, é possível criar a equipe que trabalhará nos projetos de PBE, designar as atividades que cada membro executará e definir o problema que deve ser abordado por meio da PBE.

O *brainstorming* pode ser estruturado ou não estruturado:

- **_Brainstorming_ estruturado**
  - Proposta: gerar ideias, maximizando a criatividade e minimizando o criticismo e a dominação pelo mais comunicativo.
  - Processo: decidir a questão central do *brainstorming* e deixá-la exposta em local onde todos vejam.

- ♦ *Brainstorming* **não estruturado**
  - Proposta: gerar ideias para o foco clínico do projeto.
  - Processo: mostrar a questão central do *brainstorming*.
  - Discutir as ideias, sem direcionamento do processo.

A seguir, veremos como encontrar as evidências e como saber se são confiáveis ou não.

2.2 Formas de encontrar as melhores evidências

Inicialmente, para trabalhar com a prática baseada em evidências, é primordial saber encontrá-las. Por isso, nesta seção, abordaremos as formas como as equipes podem trabalhar para identificar e encontrar fontes confiáveis. Entre as principais fontes estão os *guidelines*, as revisões sistemáticas, os relatórios de pesquisa e os relatórios de comitês de especialistas.

Os *guidelines*, ou diretrizes clínicas, são "recomendações desenvolvidas de forma sistemática, com o objetivo de auxiliar profissionais e pacientes na tomada de decisão em relação à alternativa mais adequada para o cuidado de sua saúde em circunstâncias clínicas específicas" (Brasil, 2012a, p. 1). Esse documento é preparado por especialistas com o objetivo de orientar os profissionais de saúde na tomada de decisão.

Para auxiliar a busca por evidências, sugerimos que a equipe que compõe a PBE procure encontrar relatórios e pesquisas posteriores à publicação do último *guideline*, pois publicações anteriores podem estar defasadas em seus procedimentos.

A revisão sistemática é conceituada por Sampaio e Mancini (2007, p. 84) como uma forma de pesquisa que utiliza como fonte de dados a literatura sobre determinado tema. Esse tipo de investigação disponibiliza um resumo das evidências relacionadas a uma estratégia de intervenção específica, mediante a aplicação de métodos explícitos e sistematizados de busca, apreciação crítica e síntese da informação selecionada.

Esse tipo de pesquisa é desenvolvido por meio de rigorosa metodologia, em que se utiliza uma vasta gama de publicações confiáveis. É muito comum a revisão sistemática ser embasada em metanálise, que consiste na "combinação estatística de pelo menos dois estudos para produzir uma estimativa única sobre o efeito da intervenção para a saúde em análise" (Larrabee, 2011, p. 97).

Souza, Silva e Carvalho (2010, p. 103) corroboram essas considerações afirmando que a revisão sistemática "é uma síntese rigorosa de todas as pesquisas relacionadas a uma questão específica, enfocando primordialmente estudos experimentais, comumente ensaios clínicos randomizados". Isso evidência a relevância e a confiabilidade desse tipo de pesquisa.

A revisão integrativa **caracteriza-se** como um resumo de conhecimento de estudos de aplicação prática de resultados, utilizando-se de estudos já desenvolvidos. Esse tipo de estudo tem protagonizado o desenvolvimento da PBE, portanto é possível concluir que as revisões integrativas tendem a se apresentar como fontes confiáveis. É importante, porém, ter cuidado com a base de dados de busca porque pode haver estudos com fragilidades metodológicas que podem induzir ao erro, como vimos no capítulo anterior (Dantas et al., 2021).

A pesquisa ou os relatórios de pesquisa são um documento que desenha as etapas da pesquisa, apresentando sua construção, seu desenvolvimento, os resultados obtidos e a conclusão. Eles podem ser acessados por meio de bases de dados gratuitas, como PubMed, as quais têm a função de ampliar e atualizar o conhecimento para utilização na prática.

Esse tipo de documento pode ser utilizado como evidência pela equipe de PBE, mas, antes de indicá-lo, a equipe deve fazer uma criteriosa avaliação, formando, assim, seu próprio julgamento sobre o estudo selecionado.

Segundo Larrabee (2011, p. 95), os relatórios de comitês de especialistas são "recomendações consensuais baseadas inicialmente na experiência clínica dos membros do comitê" ou fundamentadas em evidências científicas.

De forma geral, os relatórios são elaborados em cinco fases, como indicado a seguir.

Etapas para a criação de um relatório de comitê de especialista

1. Criação da equipe (profissionais independentes).
2. Elaboração de questões-base sobre eficácia, riscos e aplicações clínicas.
3. Revisão sistemática da literatura.
4. Apresentação dos dados para painel em sessões públicas.
5. Discussão dos resultados em plenário e publicação dos resultados.

Fonte: Elaborado com base em Larrabee, 2011.

Os relatórios de comitê de especialistas devem ser escolhidos como evidência depois de as demais opções de pesquisa serem esgotadas. As palavras-chave para a busca desse tipo de documento em bases *on-line* são "relatório de comitês de especialistas", "padrões da prática" ou "declarações de posicionamento".

Assim como na pesquisa, os relatórios devem ser avaliados de forma criteriosa pela equipe de PBE, para que sua relevância científica seja julgada com rigor. Para isso, podem ser utilizados quatro parâmetros:

1) credibilidade, isto é, se os achados refletem a realidade; 2) reprodutibilidade, ou seja, se existem condições de reproduzir esse estudo; 3) confirmabilidade, isto é, se há clareza quanto à interferência dos autores e pesquisadores; 4) transferibilidade, que se refere à capacidade de reprodução em outros ambientes.

Aprofundaremos mais a abordagem dessa temática na próxima seção.

2.3 Avaliação das evidências

Como já vimos, a equipe de PBE deve avaliar criteriosamente as evidências apontadas, para não selecionar qualquer publicação. Nesta seção, trataremos da credibilidade e do peso das publicações, bem como da forma de escolha daquelas que se tornarão sua evidência e daquelas que serão desclassificadas para, por fim, avaliar a viabilidade, os benefícios e os riscos da nova prática.

Vamos utilizar como base os instrumentos mencionados na seção anterior, iniciando pelos *guidelines*.

Conforme já mencionamos, eles são elaborados por meio da aplicação de uma cuidadosa metodologia, visto que sua confiabilidade está no rigor com que ela é conduzida. Para validar esse tipo de documento, pode ser utilizado o instrumento *Appraisal of Guidelines for Research & Evaluation* (Agree II).

O *Appraisal of Guidelines for Research & Evaluation* (Agree II) é uma ferramenta usada por pesquisadores do mundo todo que avalia o rigor metodológico, conferindo transparência ao processo de desenvolvimento de um *guideline*.

Segundo o Consórcio Agree (2009, p. 1), os objetivos dessa ferramenta são:

1. Avaliar a qualidade de diretrizes clínicas;
2. Fornecer uma estratégia metodológica para o desenvolvimento de diretrizes clínicas;
3. Informar quais e como as informações devem ser relatadas nas diretrizes clínicas.

O Agree II está organizado em 23 itens, divididos em seis áreas, que avaliam a qualidade do *guideline* (Latorraca et al., 2018; Consórcio Agree, 2009):

1. **Escopo e objetivo**: avaliam se os objetivos estão disponíveis no *guideline* e se foram devidamente descritos. Além disso, compreendem a descrição do ponto de saúde a ser abordado, bem como a descrição da população, ou seja, a quem essa diretriz será direcionada.
2. **Envolvimento das partes interessadas**: refere-se à relevância do grupo de profissionais envolvidos, à opinião dos participantes (público-alvo) e à clareza com que foi exposta a diretriz ao público-alvo.
3. **Rigor do desenvolvimento**: avalia se foi utilizado um método sistemático para a busca de evidências e considera a descrição dos pontos fortes, a limitação das evidências e a revisão da diretriz por pessoas especializadas na área (*experts*).
4. **Clareza da apresentação**: avalia se há ambiguidade de informação e se as diferentes abordagens foram apresentadas de forma clara, assim como a condição clínica e a patologia.
5. **Aplicabilidade**: considera a apresentação do aconselhamento e/ou ferramentas sobre a forma como as recomendações podem ser colocadas em prática, as barreiras para aplicação da diretriz e a apresentação de critérios para monitoramento ou auditoria.

6. **Independência editorial**: avalia a independência do órgão financiador quanto ao conteúdo da diretriz e verifica se há registro de conflitos de interesse entre os pesquisadores.

Os critérios de avaliação são: "concordo inteiramente", "concordo", "discordo" e "discordo veementemente". A contagem da pontuação é feita pela soma dos pontos dados pelos avaliadores da equipe de PBE, como indicado na Figura 2.1.

Figura 2.1 – Exemplo de pontuação do Agree II

Se cinco avaliadores derem as seguintes pontuações para o Domínio 2 (Envolvimento das partes interessadas):				
	Item 1	Item 2	Item 3	Total
Avaliador 1	1	3	3	7
Avaliador 2	4	3	4	11
Avaliador 3	2	4	4	10
Avaliador 4	2	3	2	7
Avaliador 5	2	2	3	7
Total	**11**	**15**	**16**	**42**

Pontuação máxima possível = 4
(concordo inteiramente) × 3 (itens) × 5 (avaliadores) = 60
Pontuação mínima possível = 1
(discordo veementemente) × 3 (itens) × 5 (avaliadores) = 15

A pontuação padronizada para este domínio será:

$$\frac{\text{Pontuação obtida - pontuação mínima possível}}{\text{Pontuação máxima possível - pontuação mínima possível}}$$

$$\frac{42 - 15}{60 - 15} \times 100 = \frac{27}{45} \times 100 = 0{,}6 \times 100 = 60\%$$

Fonte: Latorraca et al., 2018, p. 145.

Latorraca et al. (2018, p. 142) afirmam que a limitação desse instrumento está no fato de não avaliar o impacto "da recomendação nos resultados finais de saúde (desfechos) dos pacientes" nem possibilitar aplicabilidade para avaliar a qualidade de *guidelines* relacionados à gestão de sistemas de saúde ou a avaliações de tecnologia em saúde.

Para saber mais

Para aprofundar seus conhecimentos sobre a avaliação de *guidelines* por meio do Agree II, sugerimos a leitura cuidadosa do manual desse instrumento:

CONSÓRCIO AGREE. **Agree II**: Instrumento para avaliação de diretrizes clínicas. maio 2009. Disponível em: <https://www.agreetrust.org/wp-content/uploads/2013/06/AGREE_II_Brazilian_Portuguese.pdf>. Acesso em: 6 maio. 2024.

Para as revisões sistemáticas, sugerimos utilizar instrumentos como o *Assessment of Multiple Systematic Reviews* (AMSTAR), que é aprovado e validado empiricamente. Esse instrumento está organizado em 14 itens e é composto por questionamentos sobre a clareza do objetivo, a descrição dos elementos de estratégia de busca, a abrangência da pesquisa, a clareza nos critérios de inclusão e de exclusão dos estudos, a qualidade metodológica aplicada, entre outros. As possibilidades de respostas são apenas "sim" ou "não" (Costa et al., 2015).

Para a análise dos relatórios de pesquisa e de comitê de especialistas, podemos utilizar a equipe de PBE, por meio de instrumentos criados pela própria equipe para a avaliação da rigorosidade metodológica. Ao menos dois participantes devem se basear nos instrumentos para fazer a análise crítica da metodologia aplicada nos relatórios. Ao final das avaliações, os membros devem reunir-se para discutir os resultados obtidos, a fim de avaliar a importância de cada relatório.

Verificadas a confiabilidade e a efetividade das evidências, é preciso saber avaliar o peso delas para a equipe de PBE. Larrabee (2011, p. 178) explica que o peso da evidência está relacionado à sua metodologia, uma vez que "com base na avaliação crítica da equipe sobre a validade interna dos documentos de evidências individuais, os membros podem fazer um julgamento sobre a força da evidência do conjunto de evidências avaliado".

Em seguida, é necessário sintetizar os resultados por meio de um relatório que apresentará as evidências encontradas. A força desse conjunto de evidências está em apontar as lacunas não respondidas pelas evidências encontradas. Por fim, deve-se indicar se as evidências levantadas pela equipe de PBE respaldam, ou não, a mudança da prática.

Sendo consenso que as evidências são fracas ou que existem muitas lacunas, a melhor opção é abortar a mudança de procedimento. Entretanto, se os resultados apontarem para um melhor resultado, deve-se dar início ao projeto de mudança de prática/procedimento.

2.4 Forma de projetar a mudança na prática e de monitorar os resultados

Na etapa aqui considerada, os riscos e os benefícios já foram avaliados pela equipe responsável pela PBE e passa-se a projetar as mudanças que serão feitas, bem como os recursos necessários para sua implementação.

Inicialmente, é preciso colocar no papel os detalhes da nova prática a ser adotada. Nesse documento devem constar as seguintes informações:

- A quais pacientes destina-se esta nova prática?
- Qual processo de cuidado deve ser aplicado?
- Em período será realizado o procedimento?
- Quais itens são necessários para aplicá-lo?

Para responder aos questionamentos, deve-se descrever, de forma específica, o grupo de pacientes para o qual essa prática será válida, como, por exemplo, um paciente da área de fonoaudiologia. Também é necessário identificar qual patologia especificamente o paciente apresenta, se está acometido de comorbidades que interfiram no processo terapêutico, entre outros questionamentos que devem ser considerados para a descrição de casos e para a avaliação dos próximos passos.

Posteriormente, é preciso definir o processo terapêutico a ser aplicado, com base no que as evidências mostram. Em seguida, deve-se definir o tempo pelo qual será aplicada a nova metodologia, para determinar a continuidade, o melhoramento ou a desistência do método. Também se deve verificar o que será necessário para aplicar essa nova metodologia, como novos materiais/equipamentos, *softwares*, a formação, a titulação e a experiência que os profissionais envolvidos devem ter.

Além disso, é fundamental avaliar se a nova prática adotada impactará de alguma forma os demais setores ou mesmo pacientes e familiares, para que possam ser integrados ao processo (Larrabee, 2011).

Com essas informações apuradas, é preciso analisar os possíveis resultados e encontrar maneiras de avaliá-los. Para isso, pode-se utilizar um instrumento com indicadores com pontuação, que deve ser aplicado antes do projeto-piloto e posteriormente, para que seja possível comparar os resultados.

O tamanho da amostra também interfere nos resultados. É necessário avaliar cuidadosamente o tamanho da população e da amostra. Para isso, convém utilizar conhecimentos em estatística ou *sites* que fazem cálculos estatísticos.

Os resultados devem considerar a adaptação da equipe com os novos procedimentos/processos. Sabemos que a comodidade em aplicar aquilo que já dominamos pode prevalecer, ou seja, a tendência é que aqueles que não estejam envolvidos diretamente com o projeto voltem a aplicar o processo da forma antiga. Por isso, a monitoria é necessária, para que a mudança seja efetiva, até que se torne parte da rotina dos profissionais. A monitoria pode ser feita por meio de *feedback* e de auditoria (Larrabee, 2011).

Se ficar evidenciado que a nova prática não foi aplicada, é preciso verificar o motivo. Cabe atentar, contudo, para a abordagem a ser feita com os profissionais que deixaram de utilizar a nova prática, buscando instruí-los e educá-los, nunca puni-los.

Desenvolvidos todos os passos do projeto-piloto, é hora de a equipe de PBE discutir e interpretar os resultados e buscar analisar as possibilidades de melhorias dessa nova prática, considerando a possibilidade de alertar e sensibilizar os colaboradores que não aderiram a ela durante a aplicação desse piloto. Se necessário, devem ser desenvolvidas campanhas de *endomarketing*.

Feito isso, é preciso expandir a prática para os demais colaboradores e torná-la a rotina da instituição.

2.5 Integrando a mudança da prática na nova rotina

É preciso contar com a ajuda e a participação de *stakeholders* para integrar a nova prática na rotina de trabalho. Como explicamos no início deste capítulo, eles são pessoas que estão dispostas a colaborar e, nesse momento, é imprescindível que todos auxiliem. Os *stakeholders* podem ser disseminadores do conhecimento e das vantagens da nova prática entre os demais colaboradores.

Para implementar a nova prática, é essencial que sejam desenvolvidos treinamentos periodicamente. Afinal, existe o *turnover*, que deve ser considerado. Os treinamentos devem ser orientados por profissionais especializados em educação continuada. Assim, os resultados obtidos serão mais eficientes.

É importante que a equipe de PBE mantenha o *guideline* ou o relatório produzido para esse projeto sempre atualizado, visto que será o documento norteador para os demais colaboradores.

Chegando a este ponto, podemos acreditar que o trabalho da equipe de PBE já encerrou. Entretanto, isso não é verdade, porque é necessário iniciar o processo de monitoramento das ações implementadas. Esse monitoramento pode ser feito pelo período de um ano, considerando-se a data de implementação em massa (após o projeto-piloto). Para isso, sugerimos a adoção de um cronograma. Dessa forma, a equipe já pode se programar para fazer a coleta de dados e a discussão dos resultados.

Com relação ao monitoramento da aplicabilidade da nova prática, é possível realizar pesquisas internas para averiguar o quanto os colaboradores passaram a conhecer a prática baseada em evidência, ou seja, o quanto de conhecimento foi disseminado pelos *stakeholders* e quanto foi absorvido pelos colaboradores.

Estudos apontam que há uma expressiva força motriz na influência dos *stakeholders* sobre os demais colaboradores; logo, os resultados devem ser promissores. Todavia, destacamos mais uma vez a necessidade de fornecimento de *feedbacks* aos *stakeholders* e aos demais colaboradores, pois isso fortalece o vínculo entre os colaboradores e a nova prática, além de auxiliar na melhora dos processos internos (Abreu; Castro; Lazaro, 2012).

Por fim, cabe observar que o monitoramento não é retrabalho. Ele é um importante passo desse processo e traz evidências que podem ser a base para estudos futuros e inspiração para novos projetos de PBE.

Síntese

Neste capítulo, tratamos da importância das evidências no processo de PBE e apresentamos seis importantes etapas para a implementação de um projeto desse tipo.

Iniciamos pela criação da equipe e pela definição dos atores envolvidos, entre eles, os *stakeholders*, e passamos a investigar como verificar se um problema é passível de ser um projeto de PBE ou não.

Explicamos que, com a definição do problema que será submetido a uma nova prática, deve-se passar a discutir as evidências e os pesos que têm, bem como a confiabilidade que cada evidência traz.

Depois, mostramos que a nova prática deve ser submetida a um projeto-piloto, para que, assim, seja possível estabelecer a base de erros e acertos ocorridos durante a pesquisa.

Após o término do projeto-piloto, se os resultados forem positivos, será necessário expandir a nova prática, sem nunca deixar de monitorar os resultados, a fim de constatar os benefícios dessa nova prática e avaliar a necessidade de adoção de novos processos.

Questões para revisão

1. Assinale a alternativa correta sobre as seis áreas de pesquisa do Agree II, ferramenta para monitorar e avaliar o rigor metodológico dos *guidelines*:
   a) O escopo e o objetivo buscam avaliar a relevância do grupo de profissionais envolvidos e a opinião do público-alvo.
   b) O envolvimento das partes interessadas verifica a participação dos *stakeholders* no processo de desenvolvimento da aplicabilidade dos *guidelines*.
   c) O rigor do desenvolvimento verifica se há ambiguidade de informação e se as diferentes abordagens foram apresentadas de forma clara, assim como a condição clínica e a patologia.

d) A aplicabilidade analisa a apresentação do aconselhamento e/ou ferramentas sobre como as recomendações podem ser colocadas em prática.

e) A independência editorial avalia se o valor destinado ao pesquisador pelo financiador da pesquisa é considerado viável para o desenvolvimento do estudo.

2. Os *stakeholders* são peças fundamentais na prática baseada em evidências (PBE). Com base na atuação dos *stakeholders*, avalie as afirmativas a seguir e marque V para as verdadeiras e F para as falsas:

( ) Os *stakeholders* participam da aplicabilidade das atividades determinadas nos *guidelines*.

( ) Os *stakeholders* disseminam o novo processo de trabalho da PBE.

( ) Os *stakeholders* auxiliam na busca por pesquisas de grande relevância para utilização no processo de implementação da PBE.

Agora, assinale a alternativa com a sequência correta:

a) V, F, V.
b) F, V, F.
c) F, V, V.
d) V, F, F.
e) V, V, V.

3. Atualmente, existem diversas ferramentas que auxiliam no processo de busca de evidências. Considerando essas ferramentas, indique qual é apropriada para avaliar os seguintes estudos, respectivamente: revisões sistemáticas, *guidelines* e relatórios de pesquisa e de comitê de especialistas.

4. Na busca por evidências, podemos utilizar diferentes fontes de pesquisa. Assinale a alternativa que indica a definição correta de *revisão integrativa*:
   a) É uma forma de pesquisa que utiliza como fonte de dados a literatura sobre determinado tema. Esse tipo de investigação disponibiliza um resumo das evidências relacionadas a uma estratégia de intervenção específica, mediante a aplicação de métodos explícitos e sistematizados de busca, apreciação crítica e síntese da informação selecionada.
   b) Baseia-se em rigorosa metodologia, em que se utiliza uma gama de publicações confiáveis. Comumente, é embasada em metanálise, combinação estatística de pelo menos dois estudos para produzir uma estimativa única sobre o efeito da intervenção para a saúde em análise.
   c) Caracteriza-se como um resumo de conhecimento de estudos de aplicação prática de resultados, sendo um método promissor no desenvolvimento da PBE.
   d) Recomendações consensuais baseadas inicialmente na experiência clínica dos membros do comitê ou fundamentadas em evidências científicas.
   e) Documento que desenha as etapas da pesquisa, apresentando sua construção, seu desenvolvimento, os resultados obtidos e a conclusão.

5. Para as revisões sistemáticas, sugerimos utilizar instrumentos como o *Assessment of Multiple Systematic Reviews* (AMSTAR), que é aprovado e validado empiricamente. Discorra sobre essa ferramenta.

Questão para reflexão

1. A equipe selecionada para aplicabilidade da prática baseada em evidências (PBE) é muito importante, com destaque para os *stakeholders*. Diante disso, considere que você desenvolverá um processo de PBE. Imagine que os colaboradores disponíveis são ou seus colegas de trabalho, ou sua família, ou seus amigos, ou seja, considere que algumas pessoas desses grupos serão seus colaboradores. Feita essa seleção, analise o perfil de cada uma dessas pessoas e tente identificar quem tem as características para desempenhar o papel de *stakeholder*. Justifique sua escolha.

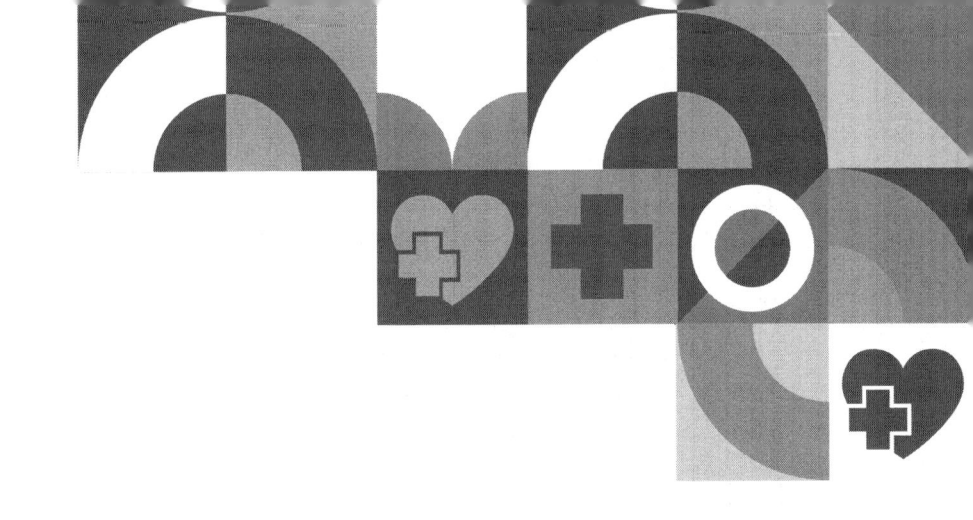

Capítulo 3
Como encontrar uma evidência científica

Conteúdos do capítulo:

- Formas para encontrar evidências.
- Estratégias de busca de informações relevantes.
- Conceito de fontes primárias e secundárias.

Após o estudo deste capítulo, você será capaz de:

1. encontrar evidências para aplicar na auditoria;
2. reconhecer uma fonte primária e uma fonte secundária;
3. aplicar uma forma padronizada para pesquisar termos;
4. identificar estratégias de busca de informações relevantes para o trabalho do auditor.

3.1 Passos para encontrar a informação científica

Vamos iniciar nossa abordagem com a definição de *informação científica*, segundo Kuramoto (2006, p. 91):

> A informação científica é o insumo básico para o desenvolvimento científico e tecnológico de um país. Esse tipo de informação, resultado das pesquisas científicas, é divulgado à comunidade por meio de revistas. Os procedimentos para a publicação dessa informação foram estabelecidos pelo sistema de comunicação científica, o qual vem se consolidando ao longo de mais de três séculos.

Portanto, a informação científica é fruto de pesquisas e matéria-prima para a ciência se desenvolver. O meio de divulgação dessa informação são as revistas especializadas nas diferentes áreas da ciência e reconhecidas pela comunidade científica em razão de rigoroso processo de revisão.

A informação científica nasceu na Grécia, onde era divulgada de maneira informal. Somente em meados do século XVII é que surgiram as primeiras revistas científicas. Entretanto, o Qualis e o fator de impacto dos periódicos foram estabelecidos somente na década de 1960, quando Eugene Garfield "teve a ideia [...] de analisar as citações bibliográficas presentes em artigos de revistas, convenientemente escolhidas, e de definir, assim, uma base de referência: o SCI (Science Citation Index)" (Kuramoto, 2006, p. 91). O SCI é uma referência mundial de classificação de fator de impacto dos periódicos. As revistas de maior relevância são indexadas ao SCI.

Pellizzon, Población e Goldenberg (2003) explicam que os caminhos na busca pela informação científica, em toda as fases do trabalho científico, são essenciais para garantir o planejamento da pesquisa.

Locchi (1948), citado por Pellizzon, Población e Goldenberg (2003, p. 493), afirma que a busca deve ser "cuidadosa por um elementar respeito ao trabalho alheio e para bem conhecer o assunto. Não é limitada no tempo. Deve ser ampla, profunda e extensa seguida de seleção, criteriosa, judiciosa e cuidadosa, não esquecendo os trabalhos nacionais e não valorizando em excesso só os estrangeiros".

Comumente, iniciamos a busca por uma informação científica por meio de uma pergunta, de uma problemática. Em outras palavras, precisamos saber, primeiramente, o que estamos buscando, para poder começar a trilha das respostas.

Elaborada a pergunta, não será qualquer resposta que deve resolvê-la, ou seja, é preciso credibilidade no retorno, por isso temos de confrontar diversos autores para saber se a resposta que obtivemos é a mais sensata e correta.

Embora, atualmente, tenhamos o Google, "que tudo sabe", a resposta deve transmitir confiabilidade e deve ser extraída de bancos de dados confiáveis. Isso não significa que não possamos utilizar um buscador na internet para encontrar as bases de dados.

Ressaltamos que a informação a que estamos nos referindo e da qual precisamos é a **científica**. Conforme Kuramoto (2006), esse tipo de informação é de difícil acesso em países em desenvolvimento porque a indexação de importantes revistas tornou-se onerosa, o que faz com que os periódicos cobrem pelo acesso às informações, reduzindo, portanto, a democratização do conhecimento científico.

Buscando minimizar as dificuldades de acesso à informação científica, em meados dos anos 1990, surgiu o modelo *open archives*, um repositório digital. Em 1999, surgiu a Open Archives Initiative (OAI), cujo intuito era "contribuir de forma concentrada para a transformação da comunicação científica" (Kuramoto, 2006, p. 94).

A OAI atua no desenvolvimento da operacionalização para a disseminação de conteúdos, como descrito no *site* da organização:

A Open Archives Initiative (OAI) desenvolve e promove padrões de interoperabilidade que visam facilitar a disseminação eficiente de conteúdo. A OAI tem suas raízes nos movimentos de acesso aberto e repositórios institucionais. O apoio contínuo a esse trabalho continua sendo a pedra angular do programa Open Archives. Com o tempo, entretanto, o trabalho da OAI se expandiu para promover amplo acesso a recursos digitais para eScholarship, eLearning e eScience. (OAI, 2024, tradução nossa)

Assim, por meio da OAI, foi possível criar uma estrutura de publicação aberta e com camada comercial livre, ou seja, com mais possibilidade de acesso à informação científica.

Na Figura 3.1, estão descritos quatro passos básicos para encontrar uma informação de relevância e de interesse científico.

Figura 3.1 – Passos para encontrar as informações científicas.

Formulação de um problema	Busca na literatura	Análise crítica dos resultados	Seleção dos artigos/materiais
◆ Para fazer uma pesquisa, é preciso saber o que buscar.	◆ Utilizar conectores corretos. ◆ Utilizar as bases de dados corretas. ◆ Saber quais termos utilizar.	◆ Saber a diferença entre os tipos de estudos e sua relevância acadêmica.	◆ Ter critérios específicos de inclusão e exclusão de resultados.

Fonte: Elaborado com base em Abdala, 2010.

Na primeira etapa, definimos o assunto, o tema ou a questão que pretendemos pesquisar. Depois, buscamos a literatura (bases impressas ou digitais) para fazermos uma criteriosa avaliação dos resultados encontrados, dividindo os artigos em fontes primárias e secundárias (veremos esse tema a seguir), por tipo de estudo etc. Por fim, selecionamos os que estão de acordo com nossos critérios de busca e de seleção.

Mais adiante, examinaremos mais detalhadamente os passos mencionados e a maneira de encontrarmos as informações científicas da forma mais precisa possível, considerando o uso correto de termos, de conectores, da diferenciação de bases de dados e demais informações relevantes para obter o resultado esperado.

3.2 Localização dos termos

Para a localização de artigos científicos, precisamos utilizar palavras-chave que determinem os assuntos abordados nos estudos. Os tesauros (em inglês, *thesaurus*) são a normatização das palavras-chave, que têm a finalidade de auxiliar a catalogação, a identificação e a indexação de artigos e livros.

Em 1950, Hans Peter Luhn sentiu a necessidade de criar a relação entre palavras para que pudesse apresentar uma estrutura mais sólida de referências cruzadas, diferentemente do que se apresenta em meros cabeçalhos. Assim, com base em um estudo de 1852, Luhn apresentou uma nova forma de linguagem documentária (Campos; Gomes, 2006).

Os tesauros são conjuntos de termos com significados semelhantes que abrangem uma área específica do conhecimento (Campos; Gomes, 2006). Eles são considerados como um "instrumento de padronização e controle de vocabulário cujo objetivo é eliminar a ambiguidade da linguagem, convertendo a linguagem natural dos documentos em uma linguagem controlada" (ABCD USP, 2024). Essa padronização das palavras-chave auxilia também na análise dos principais temas estudados.

O Ministério da Saúde explica que seu tesauro "lida com termos especializados da esfera federal do SUS e é utilizado para descrever livros, periódicos, documentos, legislação, etc. com o nível de especificidade desejado, permitindo, assim, a recuperação da informação que se procura" (BVS, 2024b).

Além dessa padronização de termos para facilitar a busca de artigos, existem diversas bases de *thesaurus*, como descrito no Quadro 3.1.

Quadro 3.1 – *Thesaurus* relevantes

Thesaurus da Unesco
Lista controlada e estruturada de termos para análise temática e busca de documentos e publicações em múltiplas áreas de conhecimento. Ela é atualizada continuamente e sua terminologia reflete a evolução dos programas da Organização das Nações Unidas para a Educação, a Ciência e a Cultura (Unesco).
Library and Documentation Thesaurus
Com 1.153 termos, sendo 914 preferenciais e o restante não preferencial, consiste em três índices: alfabético, hierárquico e KWOC* permutado.
EuroVoc
Tesauro multilíngue e multidisciplinar da União Europeia. Contém palavras-chave organizadas em 21 campos temáticos e 127 subcampos.
Thesaurus of Documentation Sciences
Instrumento normatizador e indutor do duplo processo de indexação-recuperação de conteúdos científicos. É estruturado em seis campos semânticos e quatro índices: hierárquico, alfabético, KWOC permutado e índice inglês-espanhol.
DeCS – *Descriptors in Health Sciences*
Vocabulário trilíngue voltado para a saúde, criado pelo Centro Latino-Americano e do Caribe de Informação em Ciências da Saúde (Bireme) para servir como linguagem única na indexação de artigos em revistas científicas, livros e outros. São descritores utilizados nas fontes disponíveis na Biblioteca Virtual da Saúde, como Literatura Latino-americana e do Caribe em Ciências da Saúde (LILACS), Medical Literature Analysis and Retrieval System Online (Medline) e outros.
UNBIS Thesaurus
Elaborado pelo Departamento de Informações Públicas das Nações Unidas, contém terminologia utilizada em documentos relacionados aos programas e atividades da Organização das Nações Unidas (ONU).

*KWOC (*keyword out of context*): palavras listadas fora do contexto, avaliadas de forma isolada.
Fonte: Elaborado com base em ABCD USP, 2024.

Como indicado no Quadro 3.1, entre os instrumentos utilizados para a área da saúde estão os Descritores em Ciência da Saúde (DeCS), mas eles não são os únicos. Existe, por exemplo, a Medline, uma das bibliotecas mais completas e disponibilizada pela PubMed, que usa como instrumento de descritores o Medical Subject Headings (MeSH).

A Biblioteca Virtual da Saúde (BVS) oferece diferentes possibilidades de pesquisa. Uma dessas possibilidades é a pesquisa por "qualquer termo", ou seja, basta digitar no campo de busca o termo procurado que o sistema apresentará tudo o que se refere ao termo, tal como ilustrado na Figura 3.2.

Figura 3.2 – Exemplo de resultado da busca por meio de termo livre

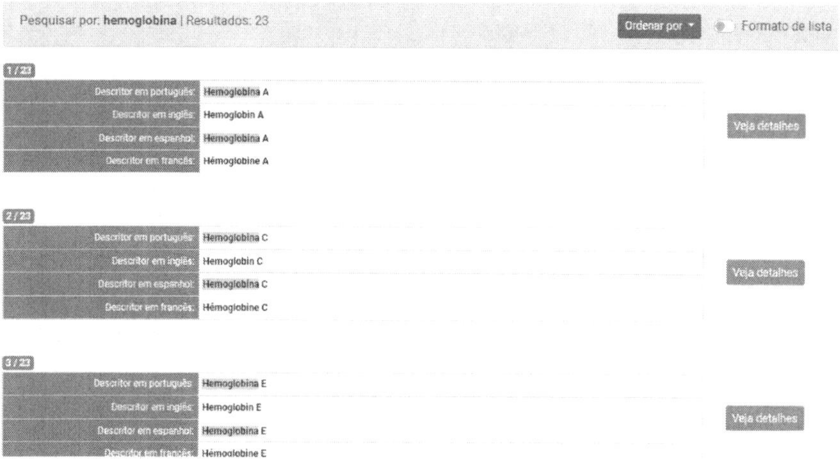

Fonte: BVS, 2024a.

Verificando a estrutura hierárquica do termo *hemoglobina*, na Figura 3.3, notamos que os termos que o abrangem são "Aminoácidos, Peptídeos e Proteínas" que se encontram no código hierárquico **D12**, enquanto o termo *hemoglobina A* corresponde ao código hierárquico **D12**.776.124.400.405. Esse código também pode ser utilizado para fazer a pesquisa do DeCS, caso em que se deve selecionar a opção "código hierárquico".

Figura 3.3 – Código hierárquico

COMPOSTOS QUÍMICOS E DROGAS
    Aminoácidos, Peptídeos e Proteínas [D12]
        Proteínas [D12.776]
            Proteínas Sanguíneas [D12.776.124]
                Hemoglobinas [D12.776.124.400]
                      Carboxihemoglobina [D12.776.124.400.141]
                      Hemoglobina Fetal [D12.776.124.400.303]
                      Hemoglobinas Glicadas [D12.776.124.400.354]
                      Hemoglobina A [D12.776.124.400.405]

Fonte: BVS, 2024a.

A possibilidade de pesquisa por meio do *"termo exato"* retornará apenas o termo pesquisado, ou seja, as variações não serão incluídas. No exemplo apresentado, o sistema trará a informação até o código hierárquico D12.776.124.400, ou seja, anterior ao exemplo da hemoglobina A (D12.776.124.400.405).

Outra forma de busca é pelo "ID do descritor", que corresponde à pesquisa pelo identificador único do registro DeCS de descritores. No exemplo em questão, o ID é D006441. Nesse caso, o sistema trará as mesmas respostas obtidas quando utilizamos o código hierárquico (BVS, 2024a).

Na sequência, apresentaremos algumas estratégias de busca por informações científicas.

3.3 Elaboração da estratégia de busca

Na pesquisa em uma base de dados, a busca deve considerar o conector utilizado, que determinará as relações entre os termos de busca. O conector é denominado *operador booleano*, definido pelos termos *and*, *or* e *not*. Eles determinam, respectivamente, se a busca será por um termo e por outro (*and*), se a busca será por um termo ou por outro (*or*) ou se a busca será por um termo sem relação com outro (*not*). O Quadro 3.2 ilustra essas relações.

Quadro 3.2 – Principais operadores booleanos usados em estratégias de busca

Conector	Função	Ilustração
Or	Soma	
And	Interação	
Not	Exclusão	

Fonte: Pereira, 2021, p. 15.

A seguir, no Quadro 3.3, as relações estabelecidas pelos operadores booleanos estão exemplificadas com uma busca pelos termos *coração* e *pulmão*.

Quadro 3.3 – Exemplo das funções dos termos booleanos

And	Or	Not
Cada resultado contém **todos** os termos da pesquisa.	Cada resultado contém **pelo menos um** termo da pesquisa.	Os resultados **não contêm** os termos especificados.
A pesquisa *coração* **and** *pulmão* recupera itens que contêm ambos: coração **e** pulmão.	A pesquisa *coração* **or** *pulmão* encontra itens que contêm *coração* **ou** *pulmão*.	A pesquisa *coração* **not** *pulmão* encontra itens que contêm *coração*, **mas não contêm** *pulmão*.

Fonte: EBSCO Connect, 2018, grifo do original.

Quando o conector não é utilizado em uma busca, comumente, o sistema faz uso do termo *and*, ou seja, considera todos os termos pesquisados.

Há ainda a possibilidade de incluir parágrafos no momento da busca. Assim, o termo apresentado entre parênteses será o primeiro a ser buscado e, posteriormente, será buscada a informação incluída fora dos parênteses. Destacamos que "no caso de um termo ser representado por mais de uma palavra, podem ser utilizadas aspas duplas, para indicar que se trata de um termo composto, evitando-se que o sistema o interprete como dois termos separados" (Pereira, 2021, p. 15).

A utilização dos booleanos vem da necessidade de facilitar a busca por informações científicas com uma pesquisa mais assertiva eficiente, visto que há uma crescente quantidade de publicações. Os booleanos auxiliam na busca por termos sem restringir demais os resultados nem ampliar além do necessário. Desse modo, aliando os descritores e os conectores corretos, a tendência é obter um resultado preciso daquilo que buscamos (Freitas et al., 2023).

É preciso destacar que os DeCS e os booleanos têm basicamente a mesma função, que é a busca pelo termo a ser pesquisado, mas, quando utilizados juntos, a tendência é potencializar a pesquisa.

Portanto, como vimos, a forma como faremos a busca determinará os resultados obtidos, ou seja, para cada estratégia utilizada, o banco de dados apresentará resultados distintos.

3.4 Busca em fontes secundárias

Vamos iniciar esta seção definindo *fontes de informação*. Segundo Silva (2016, p. 14), citando Beckman e Silva (1967), elas "constituem o lugar de origem, de onde a informação adequada é retirada e transmitida ao usuário".

Por sua vez, Azevedo (2012, p. 150) explica que "existe uma grande variedade de tipos de material informacional com funções diferenciadas e em vários suportes que estão inseridos e disponibilizados por uma diversidade de fontes de informação".

Azcvedo (2012, p. 150) ainda esclarece que

> As fontes de informação designam todos os tipos de meios (suportes) que contêm informações suscetíveis de serem comunicadas. Portanto, as fontes de informação podem ser definidas como qualquer recurso que responde a uma demanda de informação, produto ou serviço de informação, uma pessoa ou grupo de pessoas, uma organização.

Dessa forma, fontes de informação podem ser manuscritos, publicações impressas ou digitais, dicionários, enciclopédias, obras de arte e tudo aquilo que possa transmitir algo.

As fontes secundárias "são compostas por estudos que sintetizam os resultados de outras investigações" (Pereira, 2021, p. 15), ou seja, são fontes que já foram apresentadas em outros locais. Podemos dizer, então, que "a fonte secundária é o resultado das discussões realizadas no material da fonte primária" (Tybel, 2017).

A vantagem de buscar informações em fontes secundárias é que se torna possível encontrar elementos essenciais em um único documento, como as revisões sistemáticas. Silva (2016, p. 16), citando Mueller (2000), corrobora essa ideia quando afirma que "as fontes secundárias surgiram com o objetivo de facilitar o uso do conhecimento disperso nas fontes primárias, apresentando a informação filtrada e organizada de acordo com um arranjo definido, conforme sua finalidade".

No Quadro 3.4, apresentamos as principais bases de dados, gratuitas e pagas, para encontrar fontes secundárias.

Quadro 3.4 – Principais bases de dados de fontes secundárias

Fonte	Endereço	Acesso	Observação
Trip Database	<www.tripdatabase.com>	Gratuito	Metabuscador
National Guideline Clearinghouse	<www.guideline.gov>	Gratuito	Diretrizes clínicas
Cochrane Library	<www.thecochranelibrary.com> ou <http://cochrane.bvsalud.org>	Gratuito	Revisões sistemáticas Cochrane
Centre for Reviews and Dissemination	<www.crd.york.ac.uk/crdweb>	Gratuito	Revisões sistemáticas, avaliações de tecnologias em saúde e avaliações econômicas
BMJ Best Practice	<http://bestpractice.bmj.com>	Pago	Diretrizes para diagnóstico e tratamento
Up to Date	<www.uptodate.com>	Pago	Livro-texto baseado em evidências
Dynamed	<www.dynamed.com>	Pago	Livro-texto baseado em evidências

Fonte: Pereira, 2021, p. 15.

Salientamos que as bases mencionadas podem ser úteis para auxiliar na busca em fontes primárias, pois, assim, temos a ideia inicial dos temas e assuntos abordados por meio das fontes secundárias para, então, buscar em fontes primárias aquilo que temos maior interesse em conhecer. Por isso, o próximo e último tema deste capítulo será a busca em fontes primárias.

3.5 Busca em fontes primárias

Vimos que as fontes secundárias surgiram para dar suporte às fontes primárias. Mas em que elas diferem?

As fontes primárias são publicações originais, que contêm dados originais. Como explica Azevedo (2012, p. 150), as fontes primárias são "novas informações ou novas interpretações de ideias ou fatos acontecidos. Caracteriza por ser uma informação original, sendo muitas vezes o primeiro registro formalizado de alguma informação situando em fontes bastante diversas".

Da mesma forma, Silva (2016, p. 14), citando Grogan (1970), esclarece que "as fontes primárias contêm novas informações ou novas interpretações de ideias e/ou fatos acontecidos".

Entre as fontes primárias, destacamos artigos de periódicos, patentes, relatórios, teses e dissertações, além de normas técnicas. Ademais, imagens, fotos, gravações de entrevistas, músicas e outros podem ser considerados como fontes primárias (Azevedo, 2012; Silva, 2016; Tybel, 2017).

As principais bases de dados para encontrar fontes primárias estão listadas no Quadro 3.5.

Quadro 3.5 – Principais bases de dados de fontes primárias

Fonte	Endereço	Acesso	Observação
PubMed	<www.pubmed.gov>	Gratuito	Base de origem americana
Embase	<www.embase.com>	Pago	Base de origem europeia
Scopus	<www.scopus.com>	Pago	Contempla outras áreas além da saúde
LILACS	<http://lilacs.bvsalud.org>	Gratuito	Mais abrangente da América Latina

Fonte: Pereira, 2021, p. 15.

Para finalizar este capítulo, apresentamos um comparativo entre as duas fontes de dados no Quadro 3.6.

Quadro 3.6 – Dados primários e secundários, segundo conceitos, instrumentos de coleta, vantagens e desvantagens

	Dados primários	Dados secundários
Conceito	Aqueles obtidos diretamente por quem formulou e escolheu os métodos, planejou a coleta e/ou participará da sua análise: os pesquisadores ou trabalhadores de saúde	Aqueles coletados através de métodos preestabelecidos, por outros pesquisadores, com finalidade específica, e que estejam à disposição para os estudos epidemiológicos. Obtidos de fontes já existentes
Instrumentos de coleta	Prontuários, questionários, entrevistas, fichas de notificação	Registros oficiais, como censos e sistemas de informação (Sistema de Informação de mortalidade – SIM, Sistema de Informação de Notificação de Agravos - SINAN), dentre outros
Vantagens	Maior controle da qualidade e coleta adequada às necessidades da pesquisa, como desenho de estudo, definição das variáveis e da população interesse	Menor custo e boa oportunidade na obtenção de dados e elaboração de indicadores
Desvantagens	Maior custo e tempo para coleta de dados	Maior esforço para extração, definição e interpretação das estimativas de interesse, uma vez que os dados podem ter sido coletados com outros propósitos e em tempos diferentes

Fonte: Almeida; Santos, 2021, p. 8.

No início deste capítulo, mencionamos a dificuldade relativa à democratização da informação científica. Pelos Quadros 3.4 e 3.5, podemos perceber que, apesar de as bases de dados gratuitas terem auxiliado no acesso às informações científicas, ainda há uma grande parte dos conteúdos que é restrita àqueles com mais possibilidades, já que, entre as quatro bases de dados de fontes primárias, apenas uma é gratuita.

Destacamos que, na área da saúde, a PubMed tem maior relevância. Além disso, essa base de dados possibilita "filtros de busca por tipo de pergunta clínica (por exemplo, etiologia, diagnóstico, prognóstico, tratamento)" (Pereira, 2021, p. 15). A PubMed permite também o ajuste dos filtros para o tipo de busca que se pretende realizar (mais ampla, mais sensível etc.).

Sabendo o que é uma fonte de informação e conhecendo a diferença entre fontes primárias e secundárias, precisamos salientar a importância da escolha da fonte de informação no resultado de nossa pesquisa, visto que a fonte utilizada dará credibilidade ao resultado obtido.

Para saber mais

Para aprofundar seu conhecimento a respeito da busca por materiais confiáveis e da forma adequada para se fazer uma pesquisa, sugerimos o vídeo produzido pelo Canal Acadêmica sobre a plataforma SciELO.

BUSCA NO SciELO: base de artigos científicos para revisão de literatura – Pesquisa na Prática 69.. **Acadêmica**, 4 ago. 2020. Disponível em: <https://youtu.be/Xl24t-S_2lU>. Acesso em: 28 maio 2024.

Síntese

Neste capítulo, abordamos a busca de informações científicas. Iniciamos com a definição de *informação científica*, a qual só foi qualificada na década de 1960, por meio da criação do fator de impacto das revistas científicas. Essa qualificação dificultou o acesso à informação científica, principalmente em países mais pobres. Então, para disseminar a informação com mais facilidade, foram criadas as bases de dados abertos.

Explicamos como encontrar a informação que queremos e o que são os descritores, as ferramentas que padronizam as palavras-chave. Na área da saúde, no Brasil, vimos que o instrumento mais utilizado são os DeCS, criados pelo Bireme.

Destacamos também os termos que devem ser utilizados para fazer uma pesquisa, as estratégias de busca e a importância dos conectores.

Por fim, explicamos o que são as fontes secundárias e as fontes primárias de busca.

Questões para revisão

1. Considerando que o operador booleano, definido pelos termos *and*, *or* e *not*, determina o que se pretende buscar utilizando mais de um termo, analise as afirmativas a seguir e marque V para as verdadeiras e F para as falsas:
   ( ) Ao utilizar o booleano *or*, os resultados obtidos serão aqueles que contêm todos os termos da pesquisa.
   ( ) Ao utilizar o booleano *not*, os resultados obtidos serão aqueles que não contêm os termos especificados.
   ( ) Ao utilizar o booleano *and*, os resultados obtidos serão aqueles que contêm pelo menos um termo da pesquisa.

   Agora, assinale a alternativa com a sequência correta:

a) F, V, V.
b) V, F, F.
c) F, V, F.
d) V, V, F.
e) F, F, V.

2. A base de dados pode ser primária ou secundária, cada uma delas com sua importância no processo de pesquisa. Assinale a alternativa que apresenta somente fontes primárias:
   a) PubMed, Embase, Scopuse LILACS.
   b) Trip Database, Centre for Reviews and Dissemination, Cochrane Library e LILACS.
   c) National Guideline Clearinghouse, Centre for Reviews and Dissemination e PubMed.
   d) National Guideline Clearinghouse, Cochrane Library e Centre for Reviews and Dissemination.
   e) PubMed, LILACS, Cochrane Library e National Guideline Clearinghouse.

3. Com relação aos DeCS, a Biblioteca Virtual da Saúde (BVS) apresenta diferentes possibilidades de pesquisa. A escolha entre cada uma delas trará diferentes resultados, podendo ser mais abrangentes ou mais específicos. Analise as afirmativas a seguir e assinale a alternativa correta sobre as possibilidades de busca da BVS:
   I) A busca por meio da utilização de termo livre significa que o sistema trará o primeiro termo da estrutura hierárquica.

   porque

   II) O sistema hierárquico buscará o termo exato pesquisado.

   a) Apenas a afirmativa I está correta.
   b) Apenas a afirmativa II está correta.
   c) As afirmativas I e II estão corretas, e a afirmativa II complementa a informação da afirmativa I.

d) Ambas as afirmativas estão corretas, mas uma não tem relação com a outra.
e) As afirmativas I e II estão incorretas.

4. Indique, na sequência correta, quais passos devem ser seguidos, durante o desenvolvimento de um estudo, para encontrar uma informação de relevância e de interesse científico.

5. Existem importantes diferenças entre as pesquisas primárias e as secundárias, e cada uma delas apresenta oferece vantagens e desvantagens. De acordo com os conteúdos deste capítulo, indique a principal diferença entre os dois tipos de pesquisa e justifique sua resposta.

Questão para reflexão

1. Muito importantes em uma pesquisa, as fontes de pesquisa classificam-se em primárias e secundárias. As fontes primárias utilizam-se dos pesquisadores que participaram do estudo de forma direta, e as secundárias baseiam-se na pesquisa feita por outros. Tendo isso em vista, pense em um estudo para desenvolver e faça uma busca nas bases de dados primários e secundários usando os mesmos descritores, considerando os DeCS e os booleanos. Em seguida, analise as diferenças entre os resultados e identifique a fonte que obteve os resultados mais promissores para utilização.

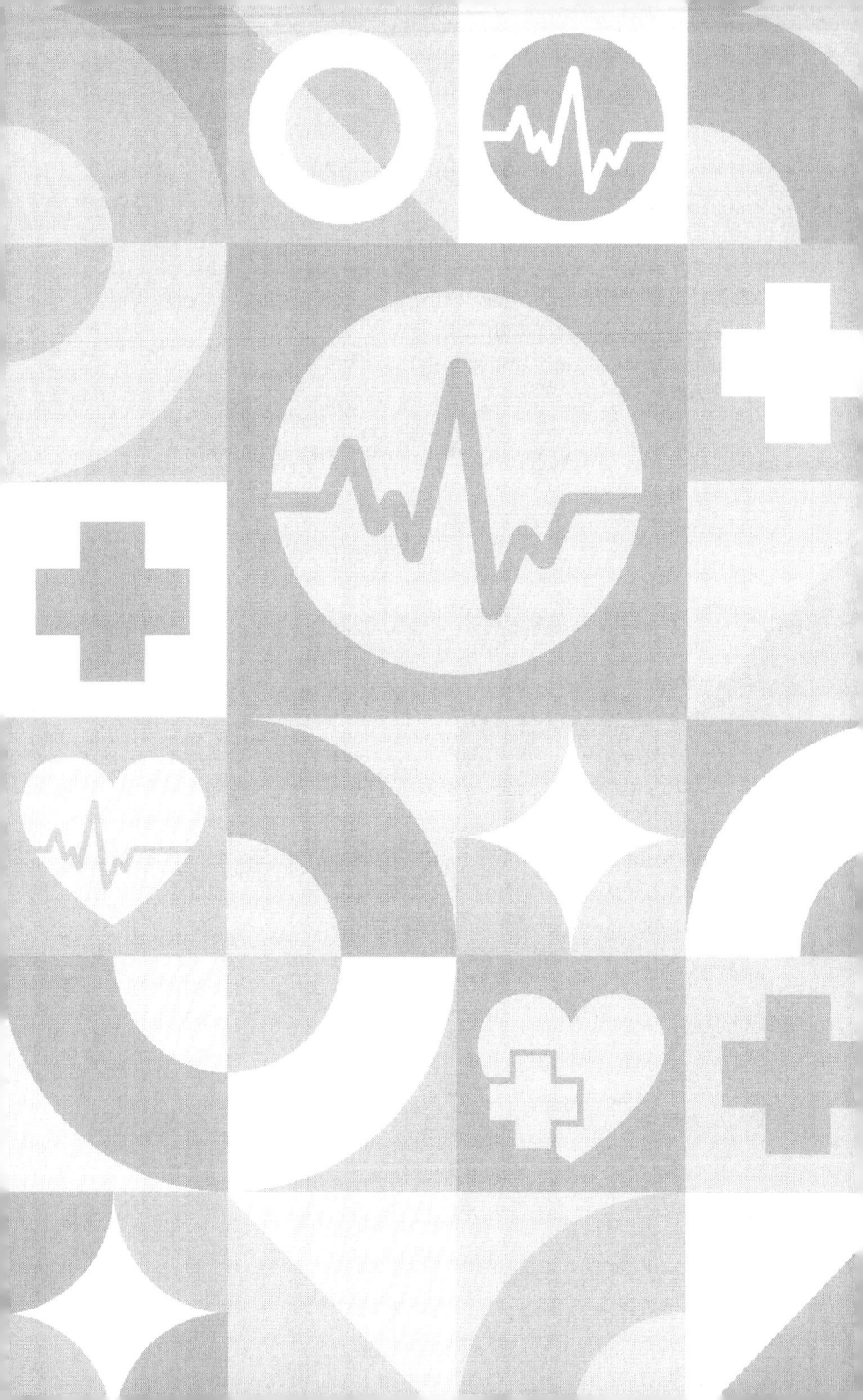

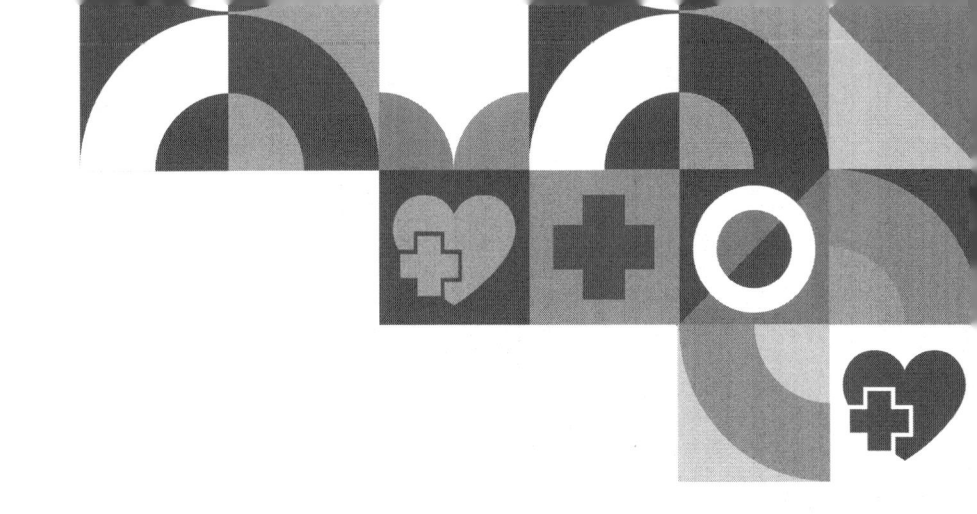

Capítulo 4
Tipos de pesquisa

Conteúdos do capítulo:

- Características dos tipos de pesquisa.
- Conceito de estudo randomizado e estudo observacional.
- Avaliação de testes diagnósticos.
- Importância das revisões sistemáticas.
- Análise de estudos de avaliação econômica.

Após o estudo deste capítulo, você será capaz de:

1. compreender como é feito um estudo randomizado;
2. identificar e avaliar estudos observacionais;
3. avaliar criticamente estudos de testes diagnósticos;
4. conceituar pesquisas sistemáticas;
5. compreender estudos de avaliação econômica.

4.1 Ensaios clínicos randomizados

Os ensaios clínicos randomizados (ECRs) foram muito mencionados durante a elaboração das vacinas contra a covid-19 e escutamos frases como: "Estamos sendo objeto de pesquisa, já que as vacinas não passaram por todas as fases de testes"; "As vacinas não são seguras, podemos morrer ao tomá-las; querem nos fazer de cobaias".

Nesta seção, abordaremos como acontecem as pesquisas clínicas randomizadas de modo que seja possível compreender como as vacinas foram elaboradas e disponibilizadas à população.

O primeiro passo é conceituar um ECR. Segundo Souza (2009, p. 3),

> O estudo clínico randomizado (ECR) é uma das ferramentas mais poderosas para a obtenção de evidências para o cuidado à saúde. Apesar de algumas possíveis variações, baseiam-se na comparação entre duas ou mais intervenções, as quais são controladas pelos pesquisadores e aplicadas de forma aleatória em um grupo de participantes.

Oliveira e Parente (2010, p. 177) corroboram essa definição e explicam que "um ensaio clínico randomizado é um estudo prospectivo em humanos comparando o efeito e o valor de uma intervenção contra um controle".

Os ECRs fazem parte de pesquisas experimentais, o tipo mais frequente de uso, em virtude das fortes evidências que proporcionam, segundo Oliveira, Velarde e Sá (2015).

O argumento de Oliveira, Velarde e Sá (2015) sobre a confiabilidade desse tipo de estudo é ratificado por Elagami et al. (2022, p. 3), que afirmam que os ECRs "são considerados o padrão ouro e o mais alto nível de evidência científica para estudos de intervenção, precedidos apenas pela síntese dos mesmos (revisões sistemáticas)". Entretanto, isso não os isenta de uma averiguação detalhada, pois, conforme já citado, existem erros que influenciam nos resultados.

> **Preste atenção!**
>
> A qualidade e a confiabilidade nesse tipo de estudo se devem à alta probabilidade de se obterem resultados que se aproximam da realidade terapêutica, sem que os dados tenham sido manipulados ou sofrido interferências externas (Santos; Barbosa; Fraga, 2011).

As primeiras pesquisas com esse tipo de estudo são da década de 1940, em um estudo sobre a tuberculose, desenvolvido por um epidemiologista e estatístico chamado Austin Bradford Hill. Desde então, esse tipo de estudo tem ganhado notoriedade e é classificado como padrão-ouro para a determinação do efeito de uma terapêutica. Sua principal utilização é para casos em que o efeito de uma exposição ou de um tratamento é incerto (Oliveira; Parente, 2010).

Normalmente, estudos clínicos randomizados envolvem três fases. Salientamos, no entanto, que é preciso, inicialmente, fazer uma pesquisa básica para saber o que se pretende desenvolver e com o que se quer trabalhar.

Essa etapa não pode ser classificada ainda como um estudo clínico randomizado porque é a pesquisa bibliográfica necessária para qualquer tipo de estudo a ser realizado. Além disso, será necessário desenvolver toda a parte de metodologia, como aprovação em comitê de ética e demais etapas já mencionadas (Anvisa, 2022).

Na sequência, tem início a fase I de uma pesquisa clínica randomizada, que consiste em compreender a tolerância que as pessoas podem ter a um medicamento ou a uma intervenção. Sobre isso, Oliveira e Parente (2010, p. 178) esclarecem que

> Os participantes de estudos de fase I são adultos saudáveis ou pessoas com a doença específica que a droga se destina a tratar. Ocasionalmente, estudos de fase I não podem ser realizados em adultos saudáveis porque a droga tem inaceitáveis efeitos adversos, tais como agentes

quimioterápicos. Estudos de fase I procuram determinar até que dose uma droga pode ser administrada antes de ocorrer toxicidade inaceitável. Esses estudos são iniciados com baixas doses em número limitado de pessoas e, em seguida, aumenta-se a dose gradualmente.

A fase II tem a função de avaliar a segurança do medicamento, considerando-se a dose a ser administrada.

A fase III é o momento em que a eficácia do medicamento é testada. Assim, "os "resultados dos estudos de fase III são desfechos clínicos, tais como morte ou sobrevida livre de tumor, por exemplo" (Oliveira; Parente, 2010, p. 178).

A última etapa é o registro dessa nova droga (medicamento) nos órgãos reguladores.

No Quadro 4.1, estão descritas as etapas pelas quais as vacinas passam até chegar o momento de registro na Agência Nacional de Vigilância Sanitária (Anvisa).

Quadro 4.1 – Etapas do desenvolvimento de vacinas no Brasil

Pesquisa básica e testes não clínicos	Identificação de possíveis candidatos à vacina
Estudo clínicos	Realizados em humanos após se ter dados preliminares em animais e em testes de laboratórios (in vitro)
Fase I	Primeira etapa dos testes em humanos, para avaliação da segurança e de reações acetáveis
Fase 2	Avaliação da dose, do esquema de vacinação e da imunogenicidade da vacina
Fase 3	Estudos realizados em grandes populações, para avaliar a eficácia e a segurança da vacina
Registro	Após a verificação da eficácia, da segurança e da qualidade da vacina, a Anvisa faz o registro, que permite que a vacina seja comercializada e disponibilizada no Brasil

Fonte: Anvisa, 2022.

Como exemplo das fases apresentadas na figura anterior, podemos citar a produção de vacinas contra a covid-19. A Fundação Oswaldo Cruz (Fiocruz, 2024), que participou e/ou coordenou os ensaios clínicos no Brasil, explica que, antes do início das três fases do ECR, há um estudo pré-clínico, quando os testes são feitos em animais, e, posteriormente, tem início a fase de estudos clínicos (em humanos).

Segunda a Fiocruz (2024), encerrada a etapa pré-clínica, a fase I do estudo clínico é iniciada, quando a vacina é aplicada em uma pequena amostra (entre 10 e 100 participantes), apenas com o intuito de avaliar a segurança, a dose e a capacidade de estímulo desse agente no organismo (se houve aumento do sistema imunológico em face do patógeno).

Na fase II, conforme a Fiocruz (2024), a vacina é aplicada em um grupo maior de participantes (entre 100 e 1.000 pessoas), quando é possível mapear os dados sobre a segurança e a eficácia do tratamento (estímulo do sistema imunológico).

A terceira etapa consiste na aplicação da vacina em milhares de pessoas a fim de determinar a eficácia (estímulo do sistema imunológico), as reações adversas em determinados grupos (idosos, crianças etc.); no caso da vacina contra a covid-19, buscou-se determinar se a vacina tinha proteção real contra o vírus Sars-Cov-2.

Salientamos que não podemos minimizar ou esquecer que, na etapa de pesquisa básica, são feitos estudos profundos sobre o item a ser pesquisado. Apesar de termos destacado as três etapas da ECR, as etapas relacionadas a estudos bibliográficos ainda ocorrem.

Na próxima seção, vamos tratar de outro tipo de estudo: o observacional.

4.2 Estudos observacionais

Os estudos observacionais são pesquisas feitas sem a intervenção do pesquisador. Assim, não ocorrem da mesma forma que os estudos clínicos randomizados, nos quais o pesquisador precisa separar dois grupos, fazer intervenções em um deles e avaliar os resultados.

É possível caracterizar os estudos observacionais da seguinte forma:

> Em diversas circunstâncias, é impossível o pesquisador intervir – induzir ou influenciar – em fatores ambientais ou comportamentais que afetam as condições de saúde das pessoas. Tais fatores precisam ser investigados de modo a orientar ações e políticas. Nesses casos, recorre-se a delineamentos observacionais. (Silva, M. T., 2021, p. 43)

Nos estudos observacionais, portanto, o pesquisador estuda a doença e seus efeitos e a relaciona a determinadas condições, mas sem qualquer intervenção no ambiente ou nos participantes (Fronteira, 2013).

Os estudos observacionais são classificados em descritivos e analíticos. Os **estudos descritivos**, como o nome sugere, somente relatam a distribuição da doença e outras características, sem a preocupação de estabelecer relações causais ou outras hipóteses. Esse tipo de estudo é muito utilizado para avaliar a tendência de indicadores de saúde para fornecer informações relevantes para o acompanhamento de políticas públicas de saúde. Os **estudos analíticos** são planejados para investigar uma eventual relação de causa e efeito (Fronteira, 2013).

Agora, cabe refletir sobre a segurança e a confiabilidade dos resultados de um estudo observacional.

Para que um estudo possa ser classificado como seguro, é preciso considerar alguns pontos importantes que apontarão possíveis desvios de conduta, demonstrando se houve, realmente, distanciamento dos resultados expostos no estudo dos resultados obtidos.

No Quadro 4.2, listamos quais questionamentos devem ser feitos para realizar essa avaliação.

Quadro 4.2 – Roteiro para avaliação crítica de estudos observacionais

Critério	Avaliação
O delineamento é pertinente para a pergunta do estudo?	
A amostra é apropriada para os objetivos da pesquisa?	
Os grupos em comparação foram criados de modo correto?	
A mensuração dos resultados foi realizada de modo apropriado?	
As análises quantitativas foram realizadas e apresentadas de modo apropriado?	
Os resultados do estudo são confiáveis?	

Fonte: Silva, M. T., 2021, p. 45.

A primeira pergunta tem o intuito de verificar o delineamento do estudo, visto que "os diferentes delineamentos de estudos observacionais respondem a um tipo específico de pergunta de investigação" (Silva, M. T., 2021, p. 47), havendo diversas variações.

As mais conhecidas são: **séries de casos**, que consistem na descrição de vários pacientes; **relatos de casos**, que correspondem à descrição de poucos pacientes, desenvolvida de forma mais individualizada; **estudos transversais**, que "têm o delineamento mais adequado para estimar a prevalência de doenças em uma população. Como a exposição e o desfecho são mensurados em um único ponto do tempo, a direção de associação pode ser difícil de determinar" (Silva, M. T., 2021, p. 47). Esse tipo de pesquisa caracteriza-se por ser de condução rápida, tornando-se útil para a geração e a exploração de hipóteses.

Os **estudos de caso-controle** verificam a associação entre exposição e desfechos. São pesquisas que se iniciam com a identificação de casos e a seleção de controles. Com os dois grupos, avalia-se a chance de fatores de exposição induzirem efeitos deletérios ou benéficos.

Normalmente, são utilizados para investigar surtos ou eventos raros em saúde.

Já os **estudos de coorte** assemelham-se aos ensaios clínicos, mas não apresentam randomização. Esse tipo de pesquisa é aplicado quando há interesse em avaliar o comportamento das pessoas durante um período no qual se monitoram grupos que foram submetidos a uma determinada situação e grupos que não foram; portanto, são pesquisas que buscam compreender o comportamento dos indivíduos quando afetados pelo acaso ou mesmo quando se encontram em situação de vulnerabilidade social (Silva, M. T., 2021).

Os delineamentos de relato de casos e série de casos aproximam-se em seu desenho, pois ambos não têm disponíveis grupos para comparação, o que faz com que se torne difícil a exatidão dos resultados,

> As séries de casos (descrição de uma série de pacientes) e os relatos de casos (descrição de um ou poucos pacientes individuais) não dispõem de grupo de comparação. Desse modo, é difícil aferir com exatidão se o desfecho observado pode ocorrer na ausência da exposição. Por outro lado, seus resultados podem alertar órgãos de controle, no caso de reações adversas graves, ou mapear novos estudos, frente a um efeito observado que precisa ser melhor estudado. (Silva, M. T., 2021, p. 46)

Desse modo, para quem está em busca de evidências, cabe o alerta de que estudos que utilizam esse método podem não ser tão confiáveis, tornando-se mais plausível buscar estudos observacionais que trabalhem com outros tipos de delineamento. Os outros três tipos (coorte, transversal, caso-controle) permitem a comparação e, assim, tornam-se mais relevantes para a pesquisa baseada em evidências.

O segundo questionamento indicado no Quadro 4.2 trata da amostra. Para saber se a pesquisa é confiável, é preciso avaliar se o tamanho da amostra é apropriado para os objetivos da pesquisa. Muitas vezes, não se consegue elaborar um estudo com 100% da população-alvo e, por isso, busca-se uma amostra (uma parte) da população para avaliação. A melhor forma de fazer essa "seleção" é de maneira aleatória e, quando necessário, estratificar essa população em subgrupos.

Esse tipo de amostragem, quando feito com critérios de elegibilidade, poderá garantir "que a amostra seja representativa da população em que os pesquisadores desejam generalizar seus resultados" (Silva, M. T., 2021, p. 49). O que determinará se a amostra foi suficiente para o estudo é o cálculo da prevalência estimada na população.

Outro aspecto que deve ser considerado para verificar a confiabilidade de um estudo observacional é a formação dos grupos de amostra, isto é, saber como dividir as amostras entre expostos e não expostos[1], para que o resultado seja o mais correto possível.

A quarta pergunta a ser feita para verificar se o estudo é confiável diz respeito à mensuração dos resultados, para avaliar se foi feita de forma adequada, De fato, as ferramentas utilizadas para a coleta de dados são de suma importância para que o estudo tenha um viés confiável.

O próximo questionamento refere-se às análises quantitativas, devendo-se avaliar se foram feitas de forma correta e apresentadas de maneira apropriada. Os testes estatísticos devem estar presentes no estudo e expostos de modo claro. Para cada tipo de delineamento, há uma análise estatística mais apropriada, conforme indicado na Figura 4.1.

---

1   Essa classificação corresponde ao fator de exposição dos indivíduos à situação analisada. Assim, os expostos são aqueles que foram submetidos ao evento, seja uma doença, seja uma situação.

Figura 4.1 – Relação do delineamento do estudo com o método estatístico mais apropriado

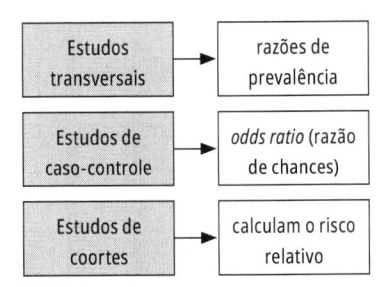

```
Estudos transversais       →   razões de prevalência
Estudos de caso-controle   →   odds ratio (razão de chances)
Estudos de coortes         →   calculam o risco relativo
```

Fonte: Elaborado com base em Silva, M. T., 2021, p. 53.

O último questionamento refere-se à avaliação dos resultados, pois, independentemente do delineamento escolhido, será necessário descrever os sujeitos de pesquisa e o cenário do estudo, visto que, por meio dessas informações, pode-se "comparar qualitativamente se o contexto local pode ser compatível com os dados da investigação" (Silva, M. T., 2021, p. 54).

Enfim, com a análise desses itens, é possível verificar a credibilidade e o nível de confiabilidade de um estudo observacional para incluí-lo em uma pesquisa baseada em evidências ou não.

4.3 Testes diagnósticos

Primeiramente, vejamos o que é diagnóstico no âmbito da saúde:

> diagnóstico é um conjunto de procedimentos que objetivam identificar e codificar doenças. Diferentes métodos são usados: exames laboratoriais, geração de imagens, investigação de sinais e sintomas (isolados ou combinados) e perguntas sobre a história pregressa e familiar. A definição do diagnóstico inicia-se pela coleta da história clínica e pelo exame físico. A partir desse momento, se necessário, exames complementares

são solicitados, tais como determinações bioquímicas, imagens radiográficas ou biopsias. Caso seja aplicado corretamente, esse conjunto de informações permite diferenciar as pessoas que estão verdadeiramente doentes das que não estão. (Silva; Stein, 2021, p. 59)

Um diagnóstico é passível de avaliação, pois pode se tratar de um falso negativo – o teste é negativo, mas o paciente tem a doença – ou de um falso positivo – quando o indivíduo não é acometido pela doença, mas o diagnóstico aponta o contrário –, o que torna imprescindível saber interpretar as propriedades dos testes diagnósticos. Assim, os diagnósticos podem ser submetidos a uma análise de confiabilidade.

No Quadro 4.3, transcrevemos um roteiro elaborado por Silva e Stein (2021), que consiste em seis questionamentos para realizar a avaliação crítica de artigos de testes diagnósticos.

Quadro 4.3 – Avaliação crítica de artigos de testes diagnósticos

A seleção dos pacientes foi adequada?
Ao fazer a análise de artigos que utilizam como base testes diagnósticos, priorize aqueles que selecionaram pacientes com dilemas diagnósticos (qualificados pela probabilidade pré-teste, medida que é estimada mediante conhecimento da frequência da condição suspeita e investigação da história pregressa e familiar do paciente). O ideal, nesse tipo de estudo, é que a seleção seja a mais ampla possível, que enquadre pacientes em variados estágios (leves, moderados e críticos); assim, a amostra será mais representativa.
Trata-se de um estudo corretamente delineado?
Para este tipo de pesquisa, os estudos de caso-controle não são bem aceitos, visto que são constituídos por grupos sem dilema diagnóstico. Os estudos com os melhores delineamentos são estudos transversais e de coorte.
O padrão-ouro (teste de referência) foi definido de forma adequada?
O teste de referência deve ter evidência bem definida e atualizada de confirmação ou exclusão da doença em investigação. Há ocasiões em que o padrão-ouro é definido pelo curso clínico, ou seja, pelo aparecimento ou não da doença. A descrição sobre como o padrão-ouro foi definido possibilita sua reprodutibilidade.

(continua)

(Quadro 4.3 – conclusão)

O teste índice (em investigação) foi definido apropriadamente?
O teste índice precisa ser descrito de modo a permitir sua reprodutibilidade. Caso algum limiar (*cut-off*) seja utilizado, ele tem de ser previamente especificado. Os resultados devem ser interpretados sem o conhecimento do padrão-ouro.
Os participantes, o padrão-ouro e o teste índice são aplicáveis ao meu contexto?
O leitor do artigo precisa averiguar se os pacientes incluídos no estudo têm semelhança com a sua própria população-alvo. Ele pode fazer isso mediante inspeção das características demográficas dos pacientes. Também é importante detectar se houve perdas significativas e se suas causas foram descritas.
Os resultados são relevantes?
Os resultados de sensibilidade e especificidade do teste em investigação são apresentados com os seus intervalos de confiança. A sensibilidade descreve a capacidade do teste de detectar doentes. A especificidade descreve a capacidade de descartar sadios. O ideal é que ambas as medidas fiquem próximas de 100%, o que raramente acontece em razão do contrabalanço. Geralmente, esses resultados não são influenciados pela prevalência da doença na população.

Fonte: Elaborado com base em Silva; Stein, 2021.

Ferreira e Patino (2017, p. 330) esclarecem que a sensibilidade e a especificidade, citadas no último item do Quadro 4.3, "são medidas importantes de um teste diagnóstico porque nos dão uma ideia de quão bom é o desempenho de um novo teste diagnóstico em comparação com o de um teste padrão-ouro existente". A sensibilidade é a proporção de indivíduos que têm a doença e apresentam teste positivo, e a especificidade está relacionada à proporção de indivíduos que não têm a doença e apresentam teste negativo.

Oliveira et al. (2010, p. 154) explicam que "a razão entre a probabilidade de um determinado resultado de um teste diagnóstico em indivíduos portadores da doença e a probabilidade do mesmo resultado em indivíduos sem a doença é chamada razão de verossimilhança".

Na prática clínica, consideram-se essenciais os testes e procedimentos diagnósticos, vistos como uma ferramenta importante para a sobrevida do paciente.

Ainda com relação ao tema, Oliveira et al. (2010, p. 154) defendem que

> A acurácia de um teste diagnóstico deve ser avaliada, comparando seu resultado com um teste "padrão ouro", ou padrão de referência (o melhor disponível). O teste de referência pode ser um único teste, uma combinação de diferentes testes ou o desfecho clínico dos pacientes. Todos os pacientes devem ser submetidos aos dois testes. Os testes podem ser de laboratório, procedimentos cirúrgicos, exame clínico, de imagem ou histopatológico.

Concluímos, portanto, que a prática baseada em evidências (PBE) provém dos testes diagnósticos, uma vez que é elaborada com base em "estudos clínicos sobre a acurácia e a precisão dos exames diagnósticos, sobre o poder dos indicadores prognósticos e sobre a eficácia e segurança dos esquemas terapêuticos, de reabilitação e preventivos" (Cruz; Pimenta, 2005, p. 416).

Dessa forma, antes de tornar-se uma decisão clínica e ser difundida como uma PBE, essa prática teve uma etapa de validação de sua relevância e de sua aplicabilidade que envolveu a acurácia de um teste diagnóstico, mesmo que sejam apenas exames clínicos. O inverso, entretanto, também se comprova, tendo em vista que é possível utilizar a PBE para validar a relação entre as manifestações e os diagnósticos (Cruz; Pimenta, 2005).

4.4 Revisões sistemáticas

Segundo a Cochrane Brasil (2024), a revisão sistemática pode ser compreendida como

> um estudo secundário, que tem por objetivo reunir estudos semelhantes, publicados ou não, avaliando-os criticamente em sua metodologia

e reunindo-os numa análise estatística, a metanálise, quando isto é possível. Por sintetizar estudos primários semelhantes e de boa qualidade, é considerada o melhor nível de evidência para tomadas de decisões em questões sobre terapêutica.

O Ministério da Saúde, por sua vez, apresenta a seguinte definição:

> A RS [revisão sistemática] é um sumário de evidências provenientes de estudos primários conduzidos para responder uma questão específica de pesquisa. Utiliza um processo de revisão de literatura abrangente, imparcial e reprodutível, que localiza, avalia e sintetiza o conjunto de evidências dos estudos científicos para obter uma visão geral e confiável da estimativa do efeito da intervenção. (Brasil, 2012b, p. 13)

Como vemos pelas duas definições anteriores, a revisão sistemática é um estudo secundário centrado em uma questão bem definida para identificar, selecionar, avaliar e sumarizar as evidências disponíveis mais expressivas. Como esclarecem Galvão e Pereira (2014), esse tipo de estudo ajuda a esclarecer as divergências de resultados.

A seguir, reproduzimos um resumo elaborado pelo Ministério da Saúde sobre a importância desse tipo de estudo.

Resumo da importância das revisões sistemáticas

- Permite solucionar controvérsias em estudos com estimativas divergentes;
- Aumenta o poder estatístico: estudos inconclusivos;
- Estima com maior precisão o efeito do tratamento, pois diminui o intervalo de confiança (IC);
- Permite generalizar dados, aumentando a validade externa dos estudos;
- Permite uma análise mais consistente de subgrupos;
- Identifica a necessidade de planejamento de estudos maiores e definitivos: metanálise inconclusiva;

- Fornece dados para melhor estimar o tamanho de amostra;
- Responde perguntas não abordadas pelos estudos individualmente.

Fonte: Brasil, 2012b, p. 14.

Embora a revisão sistemática seja uma excelente fonte de pesquisa pelo fato de sua metodologia imprimir confiabilidade ao estudo, isso não isenta o pesquisador de fazer uma avaliação crítica desse tipo de pesquisa, para reconhecer se ele foi elaborado de forma correta ou não, avaliando seu nível de confiabilidade.

Nesse sentido, Galvão (2021, p. 78) aponta formas de como avaliar criticamente uma revisão sistemática. O primeiro passo é averiguar se os critérios de elegibilidade respondem ao objetivo, ou seja, eles "devem retratar claramente as características dos estudos incluídos, respondendo à pergunta PICOS (População – Intervenção – Comparação – Desfecho – Tipo de estudo) e ser suficientes para alcançar o objetivo do estudo".

O próximo passo é verificar se nenhum estudo importante foi excluído da pesquisa e se estudos internacionais foram abordados e incluídos na revisão. Para que a revisão sistemática tenha confiabilidade, é muito importante avaliar se houve viés na publicação, seja proposital, por não corroborar o ponto de vista do pesquisador, seja decorrente de negligência e descuido na busca de artigos. Por isso, é necessário averiguar se a seleção e a extração dos dados ocorreram de forma independente.

Para isso, convém checar se a seleção dos estudos ocorreu de forma duplicada, isto é, por meio da seleção de dois pesquisadores, que atuaram independentes um do outro. Vale destacar que é preciso que os autores justifiquem a exclusão de qualquer estudo e apontem aqueles que forem removidos da análise.

Outro ponto relevante são as características dos estudos primários. Desse modo, é importante verificar se foram mencionados, na seção de resultados, o período da investigação, o perfil dos participantes, a duração do tratamento ou exposição, o tempo de seguimento, a amostra e outros dados. Essas informações ajudam a confirmar se os estudos, de fato, respondem à pergunta clínica, minimizando, assim, o risco de viés dos estudos selecionados, o que dará mais credibilidade e qualidade à revisão sistemática.

Constatada a validade da revisão sistemática de forma interna, convém testá-la de forma externa, ou seja, sua aplicabilidade prática, Galvão (2021, p. 90) afirma que, para isso, alguns questionamentos devem ser feitos: "A revisão incluiu pacientes semelhantes aos seus? Os desfechos avaliados são de interesse aos seus pacientes? O tempo de seguimento se aplica à sua realidade? Os possíveis custos e reações adversas limitam a aplicação do tratamento aos seus pacientes?". Se as respostas forem positivas, a implementação será viável.

De forma resumida, podemos dizer que a avaliação crítica de uma revisão sistemática envolve nove perguntas, indicadas na Figura 4.2.

Figura 4.2 – Roteiro para avaliação crítica de revisões sistemáticas

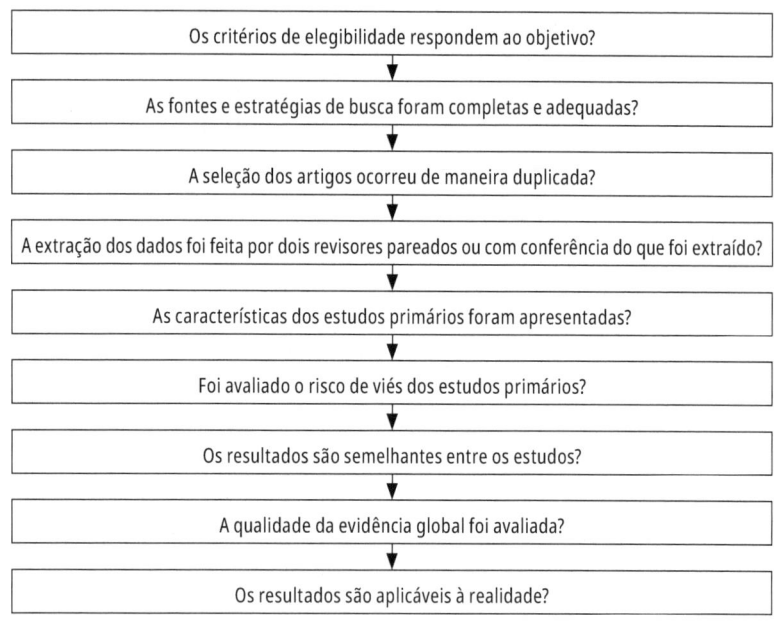

- Os critérios de elegibilidade respondem ao objetivo?
- As fontes e estratégias de busca foram completas e adequadas?
- A seleção dos artigos ocorreu de maneira duplicada?
- A extração dos dados foi feita por dois revisores pareados ou com conferência do que foi extraído?
- As características dos estudos primários foram apresentadas?
- Foi avaliado o risco de viés dos estudos primários?
- Os resultados são semelhantes entre os estudos?
- A qualidade da evidência global foi avaliada?
- Os resultados são aplicáveis à realidade?

Fonte: Galvão, 2021, p. 90.

Por fim, podemos afirmar que a tarefa de avaliar criticamente uma revisão sistemática não é tão simples. É preciso persistência por parte daquele que faz esse trabalho, pois estudos dessa natureza são úteis na prática do profissional da saúde, porque conseguem agrupar os resultados de vários artigos em um só lugar, facilitando a busca pela informação desejada.

4.5 Estudos de avaliação econômica

Os estudos de avaliação econômica têm por finalidade analisar comparativamente as consequências (em relação à saúde e aos custos) de cenários alternativos. Afinal, os custos na saúde são altos e, com as novas tecnologias, só tendem a aumentar, porém nem sempre o uso de alta tecnologia corresponde à certeza de sobrevida do paciente. É preciso avaliar a eficiência e a eficácia dos recursos (escassos) da saúde, para, enfim, tomar a melhor decisão.

Quevedo e Leal (2019) abordam essa questão quando mencionam que a auditoria em saúde pode ser uma boa ferramenta para a gestão em saúde, uma vez que pode contribuir para a otimização dos recursos.

Everton Nunes da Silva (2021, p. 96) explica que a análise entre os custos e a saúde é feita por meio de "um conjunto de métodos para sistematizar essas informações que transcende a área da economia, sendo necessário conhecimento em epidemiologia, saúde baseada em evidência e estatística" e destaca que

> A economia é a área de conhecimento que busca fornecer instrumentos para as escolhas feitas em condições de escassez de recursos, no intuito de incrementar o bem-estar da sociedade. Para haver escolhas ótimas, são necessárias opções. Por causa disto, os estudos de avaliação econômica requerem pelo menos duas alternativas. Ademais, essas tecnologias devem ser registradas para a mesma finalidade e excludentes entre si, ou seja, não podem ser utilizadas ao mesmo tempo. Quando uma nova tecnologia não tem concorrente, deve-se utilizar o comparador de "não fazer nada".

Para que essa avaliação seja feita de forma coerente, diversos organismos internacionais estão atuando em busca de uma padronização das avaliações econômicas. Tendo isso em vista, vamos apresentar o roteiro proposto por Everton Nunes da Silva (2021) para avaliar de forma crítica um estudo de avaliação econômica.

Para iniciar, o autor explica que é preciso verificar se a pergunta e a perspectiva do estudo estão definidas, ou seja, a pergunta do estudo deve conter as informações-chave dos estudos epidemiológicos. Posteriormente, é necessário averiguar se o horizonte temporal está adequado ao contexto da pesquisa, e isso ocorre por meio da verificação do período coberto pela avaliação, que deve ser suficientemente longo a ponto de "quantificar as consequências das tecnologias, em termos de desfechos em saúde – benéficos e danosos – e de custos" (Silva, E. N., 2021, p. 95).

Há ainda a necessidade de verificar se os desfechos foram apropriados. Além disso, é preciso analisar se os custos são compatíveis com a perspectiva adotada, visto que estudos são feitos de forma temporal, sendo necessário avaliar se os resultados permanecem compatíveis com a realidade, bem como se o manejo clínico é adequado e condizente com o cenário atual.

Na avaliação econômica, há algumas incertezas, que devem ser checadas para localizar estudos de qualidade e credibilidade que possam ser utilizados como evidências. Essas dúvidas podem ser de origem **metodológica**, **estrutural**, **paramétrica** e de **heterogeneidade** e são descritas por Everton Nunes da Silva (2021), respectivamente, da seguinte forma:

> A primeira surge quando há diferentes visões normativas sobre o que deveria ser a "abordagem correta" (perspectiva do estudo, horizonte temporal, taxa de desconto, mensuração dos desfechos); para mitigá-la, recomenda-se o uso de diretrizes nacionais ou internacionais. A segunda ocorre quando não há evidência de boa qualidade para a construção do modelo analítico, pela falta de evidência ou existência de pontos controversos na literatura (estados de saúde, probabilidades de transição, extrapolação de dados); contorna-se com uso de modelos analíticos alternativos. A terceira aparece quando parâmetros são estimados de uma amostra (probabilidades, custos, desfechos em saúde); reduz-se com análises de sensibilidade. A quarta surge quando subgrupos respondem diferentemente às intervenções ou possuem percepções e valores distintos (indivíduos de baixo risco versus de alto risco); podendo ser minimizada com estratificação da população-alvo.

Por fim, ressaltamos que os estudos de avaliação econômica devem ser isentos de conflitos de interesse e/ou éticos.

Para exemplificar a importância da avaliação entre os dados levantados e das evidências obtidas para liberação, ou não, do pagamento dos itens apresentados, utilizamos o estudo feito por Quevedo e Leal (2019).

Eles analisaram os resultados da auditoria em saúde na área de órteses, próteses e materiais especiais (OPM) e cirurgias múltiplas e sequenciais (CMS), feita pela Secretaria Estadual de Saúde do Rio Grande do Sul (SES/RS). Os autores apontam que, entre os anos de 2013 e 2017, foram mais de 1.800 processos administrativos com notificação de irregularidades/inconformidades nas autorizações de internações hospitalares pagas na área de OPM e CMS pagas, realizados pela SES/RS.

O montante solicitado para devolução ao Fundo Estadual de Saúde/SES/RS proveniente das auditorias em OPM e CMS, no Rio Grande do Sul, no período mencionado anteriormente, está descrito no Gráfico 4.1.

Gráfico 4.1 – Demonstração da solicitação de devolução de recursos provenientes de processos de auditorias

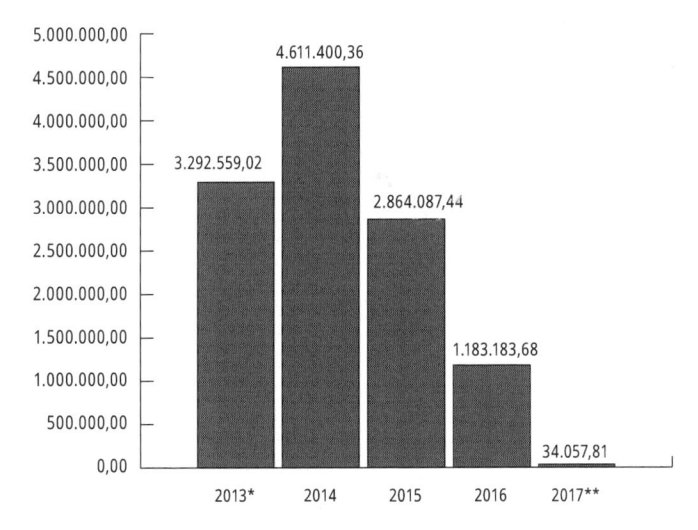

Ano	Valor (R$)
2013*	3.292.559,02
2014	4.611.400,36
2015	2.864.087,44
2016	1.183.183,68
2017**	34.057,81

* Dados de 2013 considerados a partir de março do respectivo ano.
** Dados de 2017 somente o mês de janeiro do respectivo ano.
Fonte: Quevedo; Leal, 2019, p. 51.

Essa breve exposição do montante a ser devolvido ao Fundo Estadual de Saúde denota a importância da auditoria quando realizada na avaliação econômica.

> **Para saber mais**
>
> Por meio do Sistema Nacional de Auditoria (SNA), podem ser consultadas as auditorias públicas finalizadas. Sugerimos que o leitor faça uma pesquisa para se aprofundar no tema. É possível encontrar as auditorias concluídas (encerradas) que aderiram ao Sistema de Auditoria do SUS e que optaram pela publicação de suas atividades. Pode-se pesquisar qualquer período e não é preciso dispor do número da atividade para encontrar um relatório.
>
> SNA – Sistema Nacional de Auditoria do SUS. **Consulta pública de auditorias**. Disponível em: <https://consultaauditoria.saude.gov.br/visao/pages/principal.html;jsessionid=09C7F2AE76A2235DDBD408839A3BB205.server-consultaauditoria-srvjpdf217?0>. Acesso em: 17 jun. 2024.

Síntese

Neste capítulo, abordamos diversos aspectos relacionados aos tipos de pesquisa que dão suporte à pesquisa baseada em evidências. Primeiramente, explicamos como acontecem os ensaios clínicos randomizados e as etapas de seu desenvolvimento.

Vimos que os estudos observacionais são feitos sem a intervenção do pesquisador, diferentemente do que ocorre nos estudos clínicos randomizados, em que o pesquisador intervém em um dos grupos separadamente e avalia os resultados. Vimos também que os testes diagnósticos são uma ferramenta importante para que o paciente seja mais bem assistido e, assim, tenha um prolongamento da vida.

Descrevemos as revisões sistemáticas, uma síntese do resultado de outros estudos e uma excelente fonte de estudo e de credibilidade. Por fim, destacamos que os estudos de avaliação econômica dão suporte à tomada de decisão, pois possibilitam a comparação de cenários alternativos e a análise da eficiência e da eficácia dos recursos da saúde.

Questões para revisão

1. Analise as afirmativas a seguir sobre a revisão sistemática e marque V para as verdadeiras e F para as falsas:

    ( ) A revisão sistemática reduz o poder estatístico e amplia estudos inconclusivos.

    ( ) A revisão sistemática estima com mais precisão o efeito do tratamento, pois diminui o intervalo de confiança (IC).

    ( ) A revisão sistemática permite generalizar dados, aumentando a validade externa dos estudos.

    ( ) A revisão sistemática fornece dados para melhor estimar o tamanho de amostra.

    Agora, assinale a alternativa com a sequência correta:

    a) V, F, V, V.
    b) F, V, V, V.
    c) V, V, F, V.
    d) V, V, V, F.
    e) F, F, V, V.

2. Nos testes de diagnósticos, a sensibilidade e a especificidade são medidas importantes porque nos dão uma ideia de quão bom é o desempenho de um novo teste diagnóstico em comparação com o de um teste padrão-ouro existente. Assinale a alternativa correta a respeito da sensibilidade e da especificidade dos testes diagnósticos:

a) Sensibilidade é a proporção de indivíduos que têm a doença e apresentam teste positivo.
b) A especificidade está relacionada à proporção de indivíduos que têm a doença e apresentam teste negativo.
c) A sensibilidade está relacionada à proporção de indivíduos que não têm a doença e apresentam teste negativo.
d) Sensibilidade é a proporção de indivíduos que não têm a doença e apresentam teste positivo.
e) Especificidade é proporção de indivíduos que têm a doença e apresentam teste positivo.

3. Os diferentes delineamentos de estudos observacionais respondem a um tipo específico de pergunta de investigação, havendo diversas variações. As mais conhecidas são: séries de casos, relatos de casos, estudos transversais, estudos de caso-controle e estudos de coorte. Com base nisso, assinale a alternativa correta sobre o estudo de coorte:

a) Esse tipo de estudo é semelhante aos ensaios clínicos, mas não apresenta randomização.
b) Esses estudos são utilizados para investigar surtos ou eventos raros em saúde, pois verificam a associação entre exposição e desfechos.
c) Esse tipo de pesquisa caracteriza-se por ser de condução rápida, tornando-se útil para a geração e a exploração de hipóteses.
d) Esses estudos consistem na descrição de vários pacientes.
e) Esse tipo de estudo corresponde à descrição de poucos pacientes, feita de forma mais individualizada.

4. O ensaio clínico randomizado (ECR) é uma das ferramentas mais poderosas para a obtenção de evidências para o cuidado à saúde. Apesar de algumas possíveis variações, baseiam-se na comparação entre duas ou mais intervenções, as quais são controladas pelos pesquisadores e aplicadas de forma aleatória em um grupo de participantes. Explique as três etapas desse estudo clínico.

5. Segundo Galvão (2021, p. 78), para avaliar criticamente uma revisão sistemática, o primeiro passo é verificar se os critérios de elegibilidade respondem ao objetivo, ou seja, eles "devem retratar claramente as características dos estudos incluídos, respondendo à pergunta PICOS". O que significam as letras que compõem essa sigla?

Questão para reflexão

1. Para a criação de uma vacina, os pesquisadores fazem uso de um ensaio clínico randomizado (ECR). Com base no conteúdo deste capítulo sobre o ECR, qual é o motivo de a produção da vacina de prevenção da covid-19 ter sido realizada em tempo recorde (10 meses), enquanto as vacinas para a prevenção de outras doenças levam muito mais tempo? A título de curiosidade, a vacina contra o sarampo levou 10 anos para ser disponibilizada; já a da hepatite B demorou mais de 15 anos, e a do ebola passou dos 40 anos.

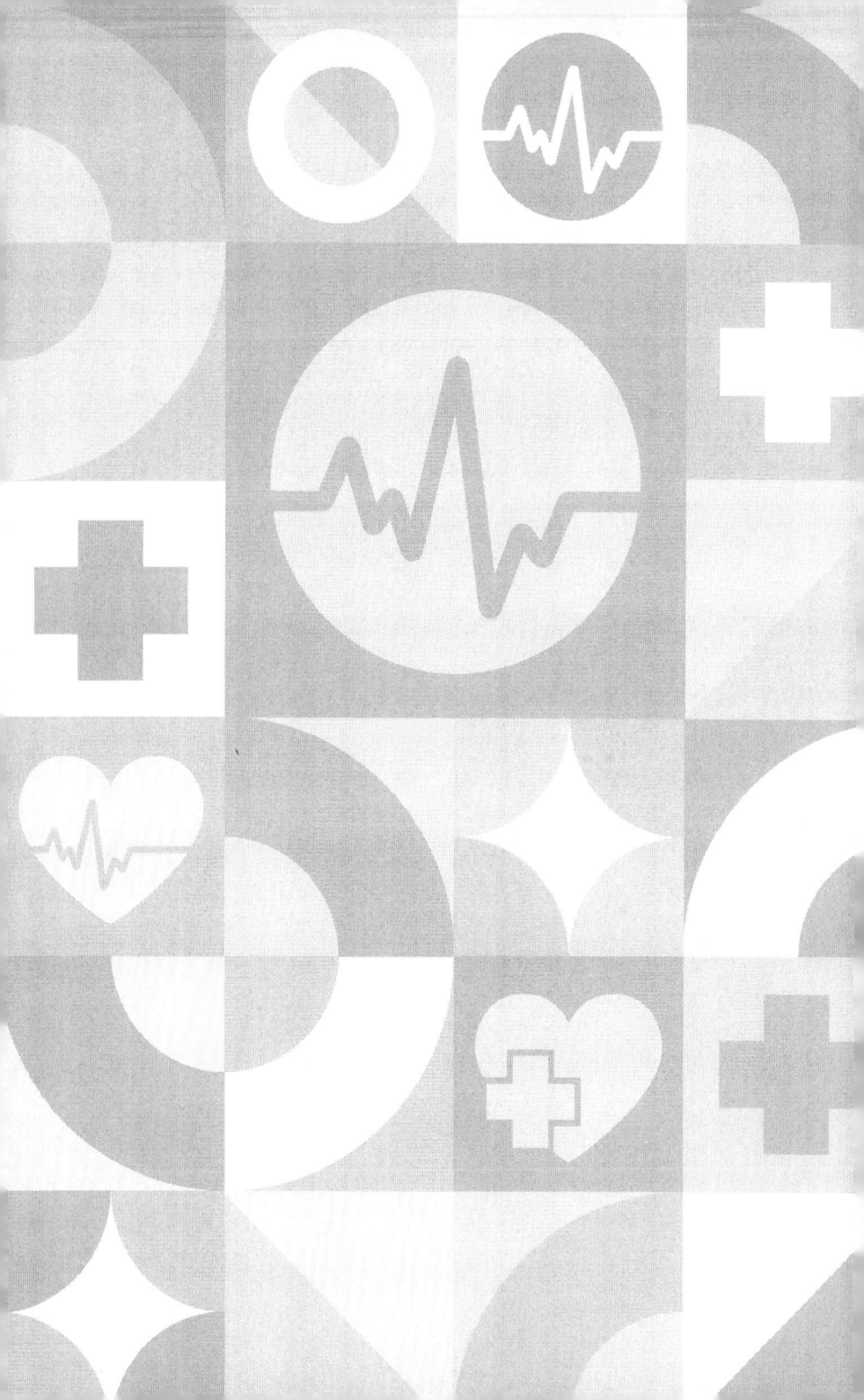

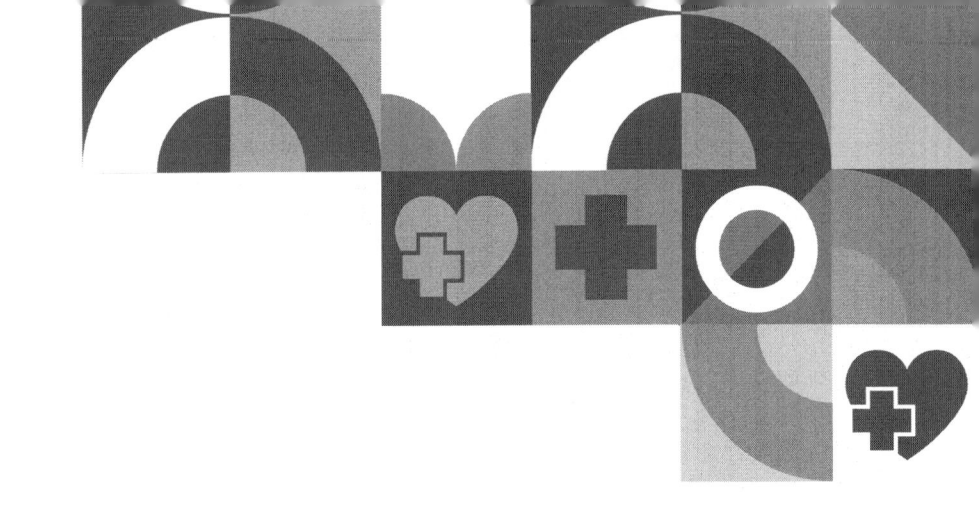

Capítulo 5
A auditoria e seus processos

Conteúdos do capítulo:

- Conceito de evidência apropriada e suficiente.
- Planejamento da auditoria.
- Métodos de coleta e de avaliação de dados.

Após o estudo deste capítulo, você será capaz de:

1. reconhecer uma evidência apropriada;
2. planejar e escolher padrões para a obtenção de evidências para a auditoria;
3. selecionar amostra e coletar dados;
4. identificar os documentos de fechamento da auditoria.

5.1 Modelo de auditoria

A auditoria é o "estudo e avaliação das transações, procedimentos, operações, rotinas e das demonstrações financeiras de uma entidade" (Gomes; Araújo; Barboza, 2009). Essa atividade compreende a análise de instrumentos contábeis para um parecer final, que apresentará críticas, opiniões e sugestões para a empresa/setor auditado.

Originária da área contábil, a auditoria permanece com essa mesma essência, porém, atualmente, não se aplica apenas à área contábil e tornou-se um instrumento de gestão de qualidade.

Imoniana (2019, p. 4) destaca os principais objetivos da auditoria:

- Assistir o contexto de assessoria nos processos de planejamento, execução e controle das operações empresariais;
- Assessorar a implementação de tecnologias gerenciais, tecnologias de materiais, tecnologias industriais e de processos (por exemplo: implementação de sistemas contábeis ERP corretos e consistentes com o crescimento e tendências de negócios);
- Detectar fraudes, desfalques e promover a investigação forense a ponto de arbitrar os efeitos nos resultados dos negócios;
- Prevenir fraudes e erros relevantes em tempo.

5.2 Planejamento e escolha de padrões para a obtenção de evidências para a auditoria

Existem relatos de atividades relacionadas à auditoria desde a antiga Suméria, há milênios. Ela, entretanto, foi disseminada na Inglaterra, no século XVIII, quando esse país detinha o controle do comércio internacional. Esse cenário de um grande impulso para o desenvolvimento da auditoria em razão do surgimento das primeiras fábricas e o uso intensivo de capital. Posteriormente, os Estados Unidos, em 1880, criaram a Associação dos Contadores Públicos, com certificação da Inglaterra (Imoniana, 2019; Gomes; Araújo; Barboza, 2009).

No Brasil, as primeiras evidências da auditoria estão relacionadas aos investimentos para a construção e a administração de estradas de ferro e outros serviços de utilidade pública (Gomes; Araújo; Barboza, 2009).

Na área da saúde, o conceito de auditoria foi adaptado às necessidades do ramo e, como define a Secretaria de Saúde da cidade de São Paulo (São Paulo, 2019), é assim definido:

> "Conjunto de técnicas que" visam verificar estruturas, processos e resultados e a aplicação de recursos financeiros, mediante a confrontação entre uma situação encontrada e determinados critérios técnicos, operacionais e legais, procedendo a exame especializado de controle na busca da melhor aplicação de recursos, visando evitar ou corrigir desperdícios, irregularidades, negligências e omissões.

Desse modo, podemos concluir que a essência de avaliar, certificar e dar credibilidade às informações permanece em seu conceito, mas, de forma mais abrangente, engloba as especificidades da área em questão.

Seu histórico na área de saúde no Brasil não é tão preciso quanto na área contábil. Existem autores que apontam que a auditoria em saúde iniciou em 1952, no Estado de São Paulo, com a promulgação da Lei n. 1.983, de 19 de dezembro de 1952, conhecida como Lei Alípio Correa Netto. Essa lei trata da criação do Conselho Estadual de Assistência da Saúde Pública e da Assistência Social e determina a obrigatoriedade de arquivamento do histórico dos pacientes por parte dos hospitais (São Paulo, 1952).

Com relação ao início da auditoria em saúde, há um consenso de que, em 1976, a auditoria estava instaurada pelo Instituto Nacional de Previdência Social (INPS), que desenvolvia ações de auditoria, e o setor ganhou expressividade na década de 1980, com o crescimento de seguradoras de saúde.

A auditoria em saúde, portanto, tem a finalidade de avaliar processos e resultados e indica novos caminhos, mais eficientes e eficazes, que sigam a legislação vigente, baseando-se nas evidências encontradas (Ayach; Moimaz; Garbin, 2013).

Cabe destacar que, na auditoria em saúde, as evidências são as informações colhidas durante o processo de auditoria. E quais são as evidências apropriadas e suficientes para a auditoria em saúde?

Como sabemos, a evidência é a base para a análise do auditor. Assim, as **evidências de auditoria** são as informações utilizadas pelo auditor para dar credibilidade ao seu relatório final, já que um relatório não pode ser embasado em opiniões, mas em provas. A suficiência está relacionada à quantidade de provas extraídas no processo de auditoria.

Logo, a **evidência apropriada e suficiente** corresponde à quantidade de provas de que o auditor dispõe para subsidiar seu relatório. Essas provas devem, no entanto, ter relevância e confiabilidade para que possam ser confrontadas e reafirmadas por qualquer um dos atores envolvidos no processo de auditoria.

Como todo processo de investigação, a auditoria também precisa de um planejamento em etapas, com fundamentos técnicos, para elaborar estratégias para o desenvolvimento do processo de auditoria.

Ribeiro e Coelho (2017) explicam que o **planejamento da auditoria** tem como finalidade direcionar a atenção do auditor para aquilo que realmente importa no desenvolvimento do trabalho: trazer eficiência e eficácia ao trabalho desenvolvido, auxiliar na seleção da equipe de trabalho (alocando cada membro com a sua determinada especialidade) e facilitar a coordenação dos trabalhos, bem como a supervisão das etapas realizadas.

Os autores destacam ainda que "a natureza e a extensão das atividades de planejamento variam de acordo com o porte e a complexidade da entidade; e que o planejamento não é uma parte da auditoria, mas sim um processo contínuo e interativo" (Ribeiro; Coelho, 2017, p. 133).

A estratégia global e o plano de auditoria são atividades inerentes do auditor. Assim, o auditor deve ser bem estabelecido, a fim de não comprometer o andamento dos trabalhos. Mas isso não significa que o líder da equipe não possa envolver os demais membros. Aliás, nessa etapa, o envolvimento de elementos-chaves torna-se importante porque permite a integração da experiência e dos pontos de vista dos integrantes, colaborando para a eficiência do processo de planejamento.

Outro ponto fundamental para um processo efetivo é o conhecimento do auditor a respeito da entidade a ser auditada. Esse conhecimento prévio auxilia na detecção de possíveis riscos, pois, como esclarecem Ribeiro e Coelho (2017, p. 134), "aplicando os procedimentos de avaliação de riscos, a equipe de planejamento da auditoria identifica o risco de distorção relevante que terá consideração especial durante o desenvolvimento dos trabalhos de auditoria".

No planejamento de uma autoria, conforme Ribeiro e Coelho (2017, p. 137), "o auditor deve estabelecer uma estratégia global de auditoria que defina o alcance, a época e a direção da auditoria, para orientar o desenvolvimento do plano de auditoria".

Cabe ressaltar, por fim, que as fontes de evidência mais variadas que comprovem a mesma informação são tidas como as mais confiáveis e consistentes, ou seja, a variedade de comprovação em documentos diversos traz a segurança do ato. Esses dados podem ser adquiridos de variadas formas: por meio de comprovantes de pagamentos, de relatos de terceiros, de relatórios etc. Obviamente, para cada auditoria, serão necessários tipos de documentos e materiais diferentes para que as evidências reunidas sejam consideradas incontestáveis.

Agora que vimos a importância do planejamento, bem como a importância de aquisição de evidências extraídas de diferentes locais, vamos tratar de protocolo, amostra e coleta de dados na auditoria.

5.3 Protocolo, amostra e coleta de dados

A auditoria baseada em evidências define-se pela realização da auditoria com a comprovação dos achados para que, então, os pontos de melhoria possam ser apontados, por isso a etapa de verificação de amostra e de coleta de evidências é um importante passo no processo de auditoria.

São procedimentos para o levantamento de evidências de auditoria: indagação, recálculo, reexecução, inspeção, observação, confirmação externa e procedimentos analíticos. No Quadro 5.1, descrevemos esses procedimentos.

Quadro 5.1 – Procedimentos para levantamento de evidências para auditoria

Indagação	A indagação é uma técnica de auditoria que consiste na coleta de informações de pessoas com conhecimento, dentro ou fora da entidade. As indagações podem ser escritas (formais – questionários) ou orais (informais – entrevistas).
Recálculo	O recálculo, ou a conferência de cálculo, é uma técnica de auditoria que consiste na verificação da exatidão matemática de documentos ou registros.
Reexecução	A reexecução é uma técnica de auditoria que envolve a execução independente pelo auditor de procedimentos ou controles que foram originalmente realizados como parte do controle interno da entidade.
Inspeção	A inspeção é uma técnica de auditoria que envolve o exame de registros ou documentos, internos ou externos, em forma de papel, em forma eletrônica ou em outras mídias, ou o exame físico de um ativo, prontuário etc.
Observação	A técnica de observação consiste no exame de processo ou procedimento executado por outros, como a observação pelo auditor da contagem de estoque pelos empregados da entidade, ou da execução de atividades de controle.

(continua)

(Quadro 5.1 – conclusão)

Confirmação externa	A confirmação externa representa uma evidência de auditoria obtida pelo auditor por meio de terceiros (a parte que confirma), em forma escrita, eletrônica ou em outra mídia.
Procedimentos analíticos	Os procedimentos analíticos consistem em uma avaliação das informações realizada por meio de estudos das relações plausíveis entre os dados.

Fonte: Elaborado com base em Ribeiro; Coelho, 2017.

Vejamos agora as questões relativas à amostragem do levantamento de evidências. Ribeiro e Coelho (2017, p. 192) definem a amostragem em auditoria como

> A aplicação de procedimentos de auditoria em menos de 100% dos itens de população relevante para fins de auditoria, de maneira que todas as unidades de amostragem tenham a mesma chance de serem selecionadas para proporcionar uma base razoável que possibilite ao auditor concluir sobre toda a população.

A definição da amostra deve ser condizente com o objetivo e a finalidade da auditoria, devendo-se selecionar a amostra mais adequada. Isso, porém, não significa que o auditor deve selecionar apenas a população que trará o resultado que ele quer, e sim que a amostra precisa ser condizente com o objetivo e ser selecionada de forma que toda a população tenha a mesma chance de ser escolhida.

Há muita semelhança com uma pesquisa científica, na qual há uma determinada população a ser estudada (que é de interesse dos pesquisadores). Entretanto, a seleção da amostra deve ser feita de forma aleatória.

Sabendo qual é a população, inicia-se a etapa de coleta de dados e, entre as técnicas de coleta de dados, destacamos entrevistas, questionários, observação direta e uso de dados existentes, que descrevemos a seguir.

As **entrevistas** são feitas de forma direta (presencial ou não), por meio de perguntas e respostas (abertas e/ou fechadas) direcionadas a um grupo ou a um único indivíduo. Esse método é muito comum na auditoria operacional e pode ser utilizado para a confirmação de fatos/dados ou mesmo para a exploração de novas informações (Brasil, 2010).

Os **questionários** permitem comparar respostas, bem como fazer análises estatísticas. Têm como principal característica a aplicação do método quantitativo de coleta de dados por meio de questões estruturadas (questões fechadas), apresentadas em formulários. Assim, os resultados são passíveis de padronização. A principal desvantagem dessa técnica está na dificuldade de garantir o rigor das informações prestadas, tornando-se uma evidência passível de contestação.

A **observação direta** é uma técnica "para obter informação contextualizada sobre a forma de funcionamento do objeto auditado" (Brasil, 2010, p. 65). Sua aplicação é por meio de registro presencial e sistemático das informações dispostas no roteiro de análise e requer que o auditor tenha treinamento e preparação específica em técnicas de anotação de campo, assim como capacidade de concentração e percepção seletiva, para que, assim, seja possível coletar informações precisas e confiáveis. As principais vantagens desse método estão no fato de que a compreensão da situação como um todo, a observação e a verificação de fatos não precisam basear-se no relato de terceiros, de modo que o auditor tem a oportunidade de verificar fatos que não são percebidos pelos envolvidos.

O **uso de dados existentes** requer muita atenção, pois, além de coletar informações confiáveis, é necessário verificar se os dados analisados referem-se, de fato, ao foco da auditoria, bem como identificar a forma de armazenamento, o registro desses dados e a existência de outras fontes que comprovem essas informações. O Tribunal de Contas da União (Brasil, 2010, p. 65), ao tratar de auditorias feitas inteiramente com base em dados existentes, explica que "a equipe deve dedicar especial atenção à forma de apresentação dos dados e de comunicação mais efetiva da ideia chave". Para esse método, existem diversos *softwares* que podem auxiliar na análise das informações coletadas.

5.4 Análise e avaliação

A análise de dados é um procedimento interativo, visto que são feitas "análises iniciais na fase de planejamento e, à medida que a auditoria progride, as análises são refinadas" (Brasil, 2010, p. 110).

Para essa atividade, existem diversas técnicas que podem ser aplicadas, como análise estatística multivariada, análise por envoltória de dados e análise de regressão. As mais comuns, porém, são a análise de frequências em tabelas e a análise gráfica, descritas no Quadro 5.2.

Quadro 5.2 – Análise de frequências em tabelas e análise gráfica

Tabulação de frequências	Análise gráfica de dados
♦ Requer o uso de *softwares* específicos que possibilitem fazer o cálculo de frequências, o teste de hipóteses e a representação gráfica dos dados. ♦ Essas técnicas são usadas para analisar dados coletados por meio de questionários ou de extração de dados administrativos.	♦ É feita por meio de histogramas, gráfico de Pareto, gráfico de barras etc. ♦ Permite agrupar informações e, assim, revelar tendências, regularidades, descontinuidades, desempenhos extremos e desigualdades.

Fonte: Elaborado com base em Brasil, 2010, p. 66.

Além das técnicas supracitadas, que estão relacionadas à análise quantitativa, existe ainda a análise qualitativa, que se refere ao julgamento profissional da equipe de auditoria ou mesmo de especialistas designados para essa função.

Segundo o Tribunal de Contas da União (Brasil, 2010, p. 66), "as análises qualitativas abrangem a comparação e o contraste entre informações provenientes de fontes diferentes, de unidades de pesquisa que apresentam boas e más práticas, comparações mais gerais entre unidades de pesquisa".

Para a análise de dados qualitativos, podem ser utilizadas a técnica de **análise de conteúdo**, que se refere à avaliação sistemática de informação textual, proveniente de entrevistas, grupos focais e relatórios (a utilização de um *software* é muito bem-vinda quando a quantidade de dados a serem avaliados é muito grande); a técnica de **triangulação**, que consiste na utilização de diversas teorias ou múltiplos métodos de pesquisa para interpretação dos dados; e as técnicas de **interpretação alternativa** e **caso negativo**, que se constituem em estratégias próximas, pois se trata de "identificar as situações que não seguem a interpretação principal ou corrente em razão de circunstâncias específicas e que, por isso mesmo, funcionam como 'exceções (casos negativos) que confirmam a regra' e que ajudam a esclarecer os limites e as características da interpretação principal" (Brasil, 2010, p. 67).

Importante!

Ressaltamos que a efetividade da análise dos dados está diretamente relacionada à honestidade intelectual do analista, que deve fazer valer os resultados obtidos, independentemente de seus julgamentos. Não há impedimento para solicitar o auxílio dos demais participantes ou mesmo do supervisor da auditoria. À medida que os dados são levantados, há a necessidade de compará-los e discuti-los com a equipe para que a informação presente no relatório seja a mais fidedigna possível.

A avaliação da auditoria baseada em evidências deve considerar os resultados dessa auditoria quanto à capacidade de melhorar os processos relacionados às questões financeiras, à redução de volume de trabalho e à gestão ou quanto ao retorno para a sociedade (OECD, 2020).

A análise de avaliação de risco deve ser feita anteriormente ao processo em si, ou seja, é um estudo preliminar. Assim, com base nesse estudo, será possível concentrar a auditoria em áreas de alto risco, visto que o estudo preliminar tem como objetivo levantar informações sobre as áreas fragilizadas de uma organização; "identificar os riscos e analisar aqueles que são os mais significativos e críticos para a obtenção de um bom desempenho; examinar como esses riscos são gerenciados pela organização" (ECA, 2013, p. 1).

O risco, nesse caso, é a probabilidade de perda ou dano ou mesmo a ameaça de erro nas atividades da organização ou das pessoas envolvidas. Dessa forma, quando se fala em avaliação de risco, isso significa que é preciso identificar e analisar os "riscos relevantes para o alcance de objetivos, formando uma base para determinar como os riscos devem ser gerenciados" (ECA, 2013, p. 2).

De forma geral, a avaliação de risco pode ser feita em quatro etapas, conforme ilustrado na Figura 5.1.

Figura 5.1 – Etapas de avaliação de risco

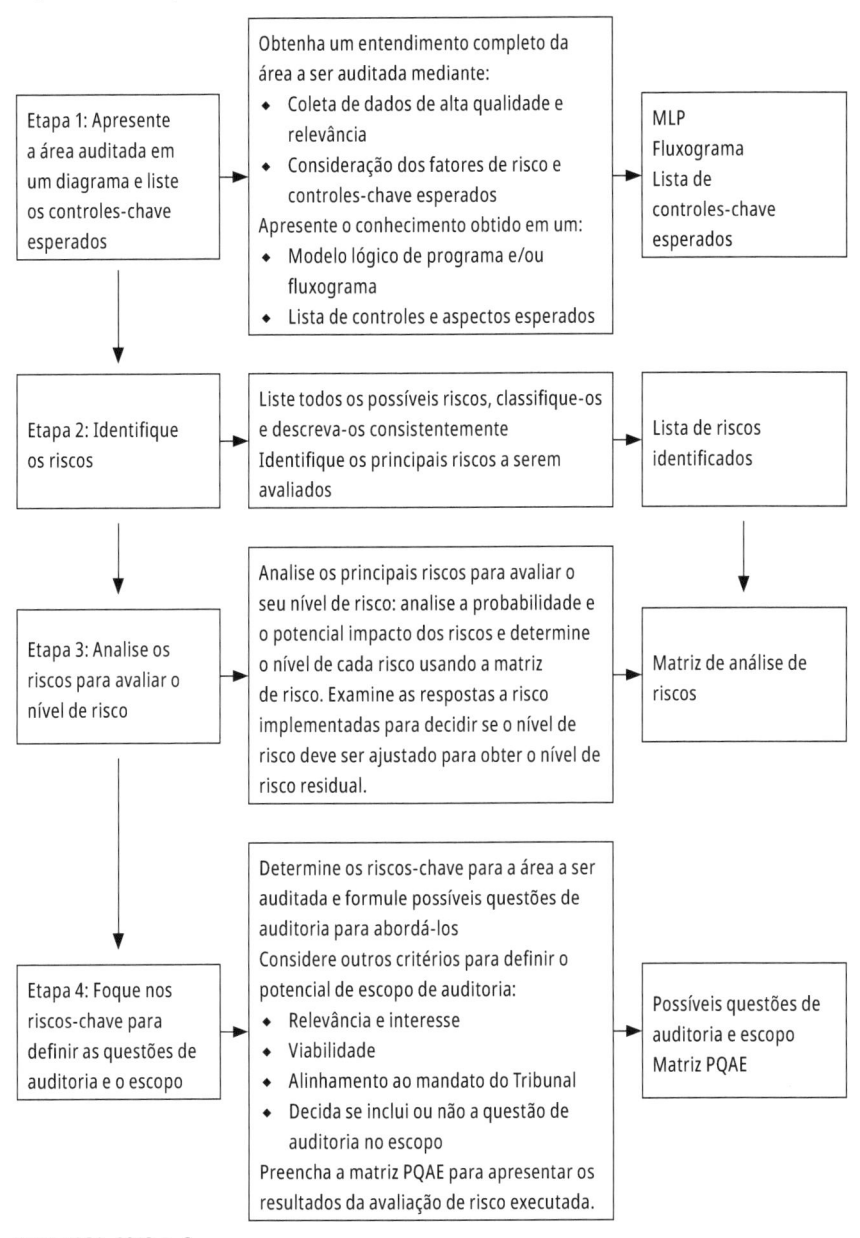

Etapa 1: Apresente a área auditada em um diagrama e liste os controles-chave esperados
→ Obtenha um entendimento completo da área a ser auditada mediante:
- Coleta de dados de alta qualidade e relevância
- Consideração dos fatores de risco e controles-chave esperados

Apresente o conhecimento obtido em um:
- Modelo lógico de programa e/ou fluxograma
- Lista de controles e aspectos esperados

→ MLP
Fluxograma
Lista de controles-chave esperados

Etapa 2: Identifique os riscos
→ Liste todos os possíveis riscos, classifique-os e descreva-os consistentemente
Identifique os principais riscos a serem avaliados
→ Lista de riscos identificados

Etapa 3: Analise os riscos para avaliar o nível de risco
→ Analise os principais riscos para avaliar o seu nível de risco: analise a probabilidade e o potencial impacto dos riscos e determine o nível de cada risco usando a matriz de risco. Examine as respostas a risco implementadas para decidir se o nível de risco deve ser ajustado para obter o nível de risco residual.
→ Matriz de análise de riscos

Etapa 4: Foque nos riscos-chave para definir as questões de auditoria e o escopo
→ Determine os riscos-chave para a área a ser auditada e formule possíveis questões de auditoria para abordá-los
Considere outros critérios para definir o potencial de escopo de auditoria:
- Relevância e interesse
- Viabilidade
- Alinhamento ao mandato do Tribunal
- Decida se inclui ou não a questão de auditoria no escopo

Preencha a matriz PQAE para apresentar os resultados da avaliação de risco executada.
→ Possíveis questões de auditoria e escopo
Matriz PQAE

Fonte: ECA, 2013, p. 3.

A seguir, passamos para a etapa de levantamento da documentação para posterior fechamento da auditoria.

5.5 Documentação e fechamento da auditoria

Feita a coleta dos dados e definidas as técnicas a serem utilizadas para a análise, é preciso elaborar uma matriz de achados para, enfim, desenvolver o relatório final da auditoria.

A **matriz de achados** deve conter as conclusões e as recomendações que vão subsidiar a composição do relatório final. Os dados a serem inseridos na planilha de achados devem ser provenientes dos papéis da auditoria (papéis de trabalho), que são os documentos e as evidências levantados durante a auditoria.

O Tribunal de Contas da União (TCU) explica que esses documentos

> devem ser suficientemente completos e detalhados para permitir que um auditor experiente, que não teve contato prévio com a auditoria, seja capaz de entender, a partir da documentação, a natureza e os resultados da auditoria realizada, os procedimentos adotados, as evidências obtidas e as conclusões alcançadas. (Brasil, 2010, p. 23)

Fique atento!

Essa documentação deve ser armazenada durante o período necessário, de acordo com as premissas legais e administrativas. Os documentos poderão ser examinados e solicitados a qualquer momento enquanto o processo de auditoria estiver em aberto. Assim, é imprescindível manter a integridade, a recuperabilidade e a acessibilidades dos documentos, independentemente do formato do arquivo, se digital ou se físico.

Com relação à quantidade, ao tipo e ao conteúdo dos documentos, isso será estabelecido pelo auditor e sua equipe, mas é preciso salientar que entre os documentos devem constar informações sobre o objetivo, o escopo, o cronograma e a metodologia de trabalho, além do instrumento de coleta e análise de dados e da matriz de achados.

Cabe ressaltar que a matriz de achados deve ser elaborada com as mesmas questões que nortearam a auditoria, conforme descrevemos no Quadro 5.3.

Quadro 5.3 – Matriz de achados

Achado							
Situação encontrada	Critério	Evidências e análises	Causas	Efeitos	Boas práticas	Recomendações e determinações	Benefícios esperados
Constatações de maior relevância, identificadas na fase de execução.	Padrão usado para determinar se o objeto auditado atinge, excede ou está aquém do desempenho esperado.	Resultado da aplicação dos métodos de análise de dados e seu emprego na produção de evidências. De forma sucinta, devem ser indicadas as técnicas usadas para tratar as informações coletadas durante a execução e os resultados obtidos.	Podem ser relacionadas à operacionalização ou à concepção do objeto da auditoria, ou estar fora do controle ou da influência do gestor. A identificação de causas requer evidências e análises robustas. As deliberações conterão as medidas consideradas necessárias para sanear as causas do desempenho insuficiente.	Consequências relacionadas às causas e aos correspondentes achados. Pode ser uma medida da relevância do achado.	Ações identificadas que comprovadamente levam a bom desempenho. Essas ações poderão subsidiar a proposta de recomendações e determinações.	Devem ser elaboradas de forma a tratar a origem dos problemas diagnosticados. Sugere-se parcimônia na quantidade de deliberações e priorização para solução dos principais problemas.	Melhorias que se esperam alcançar com a implementação das recomendações e determinações. Os benefícios podem ser quantitativos e qualitativos. Sempre que possível, quantificá-los.

Fonte: Brasil, 2010, p. 40.

Depois de a matriz de achados ser elaborada e validada pela equipe de auditores, já se pode elaborar o **relatório final**, o principal produto da auditoria, visto que é o fechamento do processo de auditoria. Ele é "o instrumento formal e técnico por intermédio do qual a equipe comunica o objetivo e as questões de auditoria, a metodologia usada, os achados, as conclusões e a proposta de encaminhamento" (Brasil, 2010, p. 21).

Nesse documento, o auditor deve apresentar as evidências reunidas ao longo da auditoria e, assim, apontar, de forma escrita, os achados encontrados. Normalmente, o arquivo gerado deve conter uma introdução, com a apresentação da auditoria feita, a identificação do objeto auditado, a contextualização, o objetivo geral e o específico, o escopo, a metodologia utilizada, os critérios da auditoria e os resultados. Por fim, devem ser expostas a conclusão, as considerações finais e as proposições (sugestões) (Brasil, 2010).

Essa composição de relatório é apenas uma sugestão, pois depende do modelo utilizado pela instituição ou mesmo da auditoria; se necessário, é possível incluir outros tópicos ou retirar alguns.

Apesar de ser um documento formal, a escrita deve ser clara e de fácil compreensão, livre de ideias vagas ou de margem para interpretações dúbias. O auditor deve ser justo e imparcial ao elaborar esse documento e incluir apenas as informações com embasamentos comprobatórios (evidências). Com esse relatório, o processo de auditoria está terminado.

Para saber mais

É essencial que um auditor conheça os termos utilizados no campo da auditoria em saúde, bem como a legislação que o permeia. Para conhecer sobre esse tema, indicamos a leitura da instrução que dispõe sobre controles internos, gestão de riscos e governança no âmbito do Poder Executivo federal.

BRASIL. Ministério do Planejamento, Orçamento e Gestão. Controladoria-Geral da União. Instrução Normativa Conjunta n. 1, de 10 de maio de 2016. **Diário Oficial da União**, Brasília, DF 11 maio 2016. Disponível em: <https://antigo.mctic.gov.br/mctic/export/sites/institucional/arquivos/legislacao/241933.pdf>. Acesso em: 28 maio 2024.

Síntese

Neste capítulo, explicamos o que é auditoria, para que ela serve e em que deve ser aplicada, relatando sua origem e sua evolução histórica no Brasil. Destacamos a importância de um bom planejamento, bem como a aquisição de evidências retiradas de diferentes locais, para que haja êxito na auditoria.

Descrevemos os procedimentos para o levantamento de evidências e enfocamos a importância na definição da amostra, que deve ser condizente com o objetivo e a finalidade da auditoria. Indicamos quais técnicas podem ser utilizadas para fazer a análise após a coleta dos dados e, assim, elaborar a matriz de achados, que deve conter as conclusões e as recomendações que vão subsidiar a composição do relatório final.

Por fim, tratamos do relatório final de auditoria, o qual não deve ser pautado em opiniões do auditor, e sim em evidências para que tenha credibilidade.

Questões para revisão

1. Feita a matriz da auditoria, o próximo passo é a elaboração do relatório final, o principal produto da auditoria, considerado como etapa final do processo. Analise as afirmações a seguir sobre os itens que devem constar no relatório final:

I) O relatório final deve conter, obrigatoriamente, introdução, objetivo, metodologia, desenvolvimento e considerações finais.
II) Os tópicos presentes no relatório devem ser elaborados com base na necessidade do tipo de auditoria e no modelo da instituição.
III) O relatório final deve ser escrito de maneira formal, clara e objetiva, seguindo as normas gramaticais.

Agora, assinale a alternativa correta com relação às afirmativas:

a) Apenas as afirmativas I e II estão corretas.
b) Apenas as afirmativas II e III estão corretas.
c) Apenas as afirmativas I e III estão corretas.
d) Todas as afirmativas estão corretas.
e) Nenhuma afirmativa está correta.

2. A matriz de achados deve conter as conclusões e as recomendações que vão subsidiar a composição do relatório final. Os dados a serem inseridos na planilha de achados devem ser provenientes dos papéis da auditoria (papéis de trabalho), que são os documentos e as evidências levantados durante a auditoria. Com relação aos itens que compõem a matriz de achados, analise as afirmativas a seguir e marque V para as verdadeiras e F para as falsas (F):

( ) O item *situação encontrada* corresponde às constatações de maior relevância, identificadas na fase de execução.
( ) O item *critério* está relacionado ao padrão usado para determinar se o objeto auditado atinge, excede ou está aquém do desempenho esperado.
( ) Os itens *evidências e análises* são as consequências relacionadas às causas e aos achados correspondentes.
( ) O item *efeitos* está relacionado às ações identificadas que comprovadamente levam a bom desempenho.

Agora, assinale a alternativa com a sequência correta:

a) F, F, V, V.
b) V, V, F, V.
c) V, V, F, F.
d) F, V, F, V.
e) V, F, V, F.

3. A avaliação da auditoria baseada em evidências deve considerar a capacidade de melhoria dos processos. Essa avaliação evidencia que toda auditoria tem um risco em sua realização. Quais são as quatro etapas da visão geral do processo de avaliação de risco e sua sequência?

4. Assinale a alternativa correta sobre o procedimento de análise de dados:
   a) A análise de tabulação de frequências é feita por meio de histogramas, gráfico de Pareto e de barras.
   b) A análise gráfica de dados permite agrupar as informações e revelar tendências, regularidades, descontinuidades, desempenhos extremos e desigualdades.
   c) A tabulação de dados por frequência requer uso de *softwares* específicos que possibilitam a realização de testes de frequência e levantamento de hipóteses por meio de gráficos e de histogramas.
   d) A análise gráfica de dados requer uso de *softwares* específicos que possibilitam cálculos de frequência, testes de hipóteses e a representação textual dos dados.
   e) A análise de tabulação de frequências feita pela análise gráfica de dados possibilita analisar dados coletados por meio de questionários e entrevistas.

5. A análise de gestão de risco deve ser feita anteriormente ao processo de auditoria, ou seja, é um estudo preliminar. Tendo isso em vista, indique os objetivos dessa análise preliminar.

Questão para reflexão

1. Considere que seu gestor solicitou que você faça uma auditoria na empresa em que atua e quer sua opinião sobre qual área deve ser submetida primeiro a esse processo. Diante dessa hipótese, indique qual área deveria ser a primeira a ser auditada, explique qual é o motivo dessa escolha e aponte quais itens iriam compor ser relatório final. Elabore um texto escrito com sua resposta e compartilhe sua escolha com seu grupo de estudos.

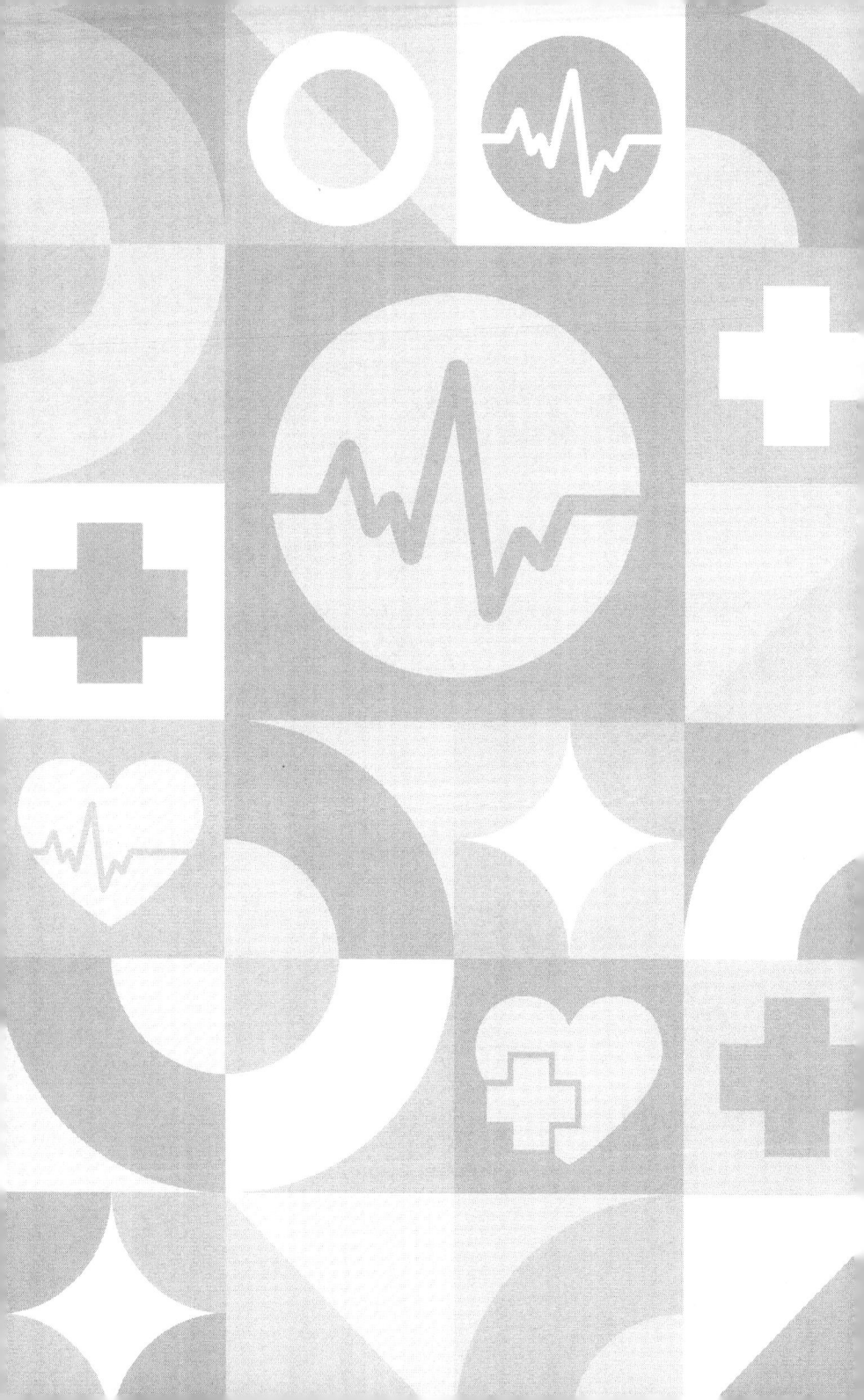

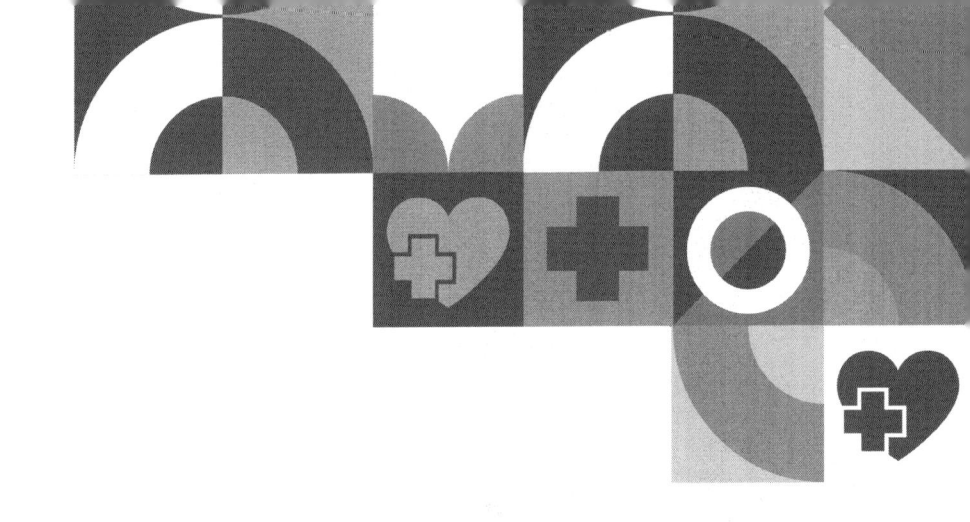

Capítulo 6
Processo de trabalho de um auditor

Conteúdos do capítulo:

- Formas de obtenção de evidências.
- Avaliação da qualidade das evidências.
- Características de uma análise econômica e sua relação com a auditoria.
- Protocolos de padronização e redução de custos.

Após o estudo deste capítulo, você será capaz de:

1. compreender as características dos testes e assertivas de auditoria;
2. avaliar de forma crítica a qualidade de uma evidência;
3. reconhecer a eficácia e a efetividade das intervenções em saúde;
4. correlacionar a atividade do auditor com as estimativas de risco populacional e análise econômica em saúde;
5. identificar as situações que se apresentam fora dos procedimentos ou protocolos clínicos.

6.1 Características dos testes e assertivas de auditoria

Os temas abordados nesta seção são primordiais para a obtenção de evidências em uma auditoria, visto que neles estão concentradas as expectativas da equipe de auditoria, podendo-se identificar o que se pretende com o trabalho.

A **natureza** dos testes consiste em determinar se a análise deve se concentrar nos documentos levantados ou se é preciso efetuar a confirmação com terceiros.

Imoniana (2019, p. 67) explica que

> A operacionalização da natureza dos testes do auditor tem início em suas expectativas em relação àqueles. Daí que se aciona a análise de riscos que perpassa todo o trabalho, desde a assinatura de concordância com os termos de auditoria até a emissão do parecer. A materialidade se dá pela relevância, ou seja, a informação é material quando pode influenciar as decisões dos usuários das demonstrações contábeis – quanto maior o risco, menor a materialidade e vice-versa.

A época dos testes está relacionada ao período determinado para compilar as evidências, o que pode ocorrer em períodos distintos, tanto na fase preliminar quanto no ínterim ou mesmo no final do processo.

A **extensão** dos testes diz respeito aos riscos identificados e é o principal mecanismo utilizado para abordar as diferenças de riscos.

A **assertiva de evidência** é uma "afirmação asseguradamente declarada, porém sem provas" (Imoniana, 2019, p. 70). Corresponde, portanto, à hipótese em uma pesquisa científica, ou seja, é com base em uma afirmação segura e verdadeira que surge um questionamento/possibilidade. Afinal, qualquer investigação deve surgir de um ponto de compreensão e, com base nele, identificam-se os pontos a serem investigados.

As assertivas estão relacionadas à confirmação da origem da evidência. Por exemplo, a assertiva denominada *cut-off* corresponde a uma data-corte para que o auditor possa avaliar, naquele recorte de tempo, uma situação crucial para o processo auditado. Conforme as informações levantadas e consideradas como assertivas forem sendo confirmadas, o funil da classificação de riscos vai se esgotando, até encontrar pontos incoerentes e que podem ser avaliados de forma mais precisa, indicando potencialidade de risco.

6.2 Qualidade das evidências

Ao final do processo de auditoria, momento em que ocorrem as recomendações para intervenção, seja na assistência em saúde, seja em processos burocráticos e operacionais, é preciso basear-se naquilo que a evidência aponta e em sua qualidade. Tempos atrás, a qualidade da evidência limitava-se a questões teóricas apenas, mas, atualmente, é possível considerar os resultados práticos como bases de evidências. Ressaltamos, no entanto, a necessidade de selecionar o que pode ser considerado como evidência baseada na prática e o que deve ser descartado. Para isso, podem ser utilizados os parâmetros apontados no Quadro 6.1 para avaliar a qualidade das evidências.

Por muito tempo, a qualidade das evidências estava atrelada ao delineamento dos estudos, mas, atualmente, considera-se que outros fatores podem nortear as decisões em saúde, como a precisão dos resultados. Assim, podemos afirmar que a qualidade das evidências estão relacionadas mais ao "quão confiante estamos de que os resultados apresentados nas pesquisas serão transpostos para nossa realidade" (Zimmermann, 2021, p. 110). Isso se chama *força de recomendação*, que diz respeito ao quanto acreditamos que os benefícios superam consequências não desejáveis.

Vejamos, no Quadro 6.1, os níveis de confiabilidade e sua interpretação, a fim de determinar a qualidade das evidências.

Quadro 6.1 – Níveis de qualidade das evidências e sua interpretação

Nível de qualidade	Definição
Alto	Estamos muito confiantes de que o verdadeiro efeito situa-se próximo à estimativa de efeito
Moderado	Estamos moderadamente confiantes na estimativa de efeito: é provável que o verdadeiro efeito esteja próximo à estimativa, mas há possibilidade de haver diferenças consideráveis
Baixo	Nossa confiança na estimativa de efeito é limitada: é possível que o verdadeiro efeito tenha uma diferença considerável da estimativa
Muito baixo	Temos mínima confiança na estimativa de efeito: é provável que o verdadeiro efeito tenha uma diferença considerável da estimativa

Fonte: Zimmermann, 2021, p. 110.

E como verificar se os estudos têm alta ou baixa qualidade? Normalmente, ensaios clínicos randomizados (ECRs) são de alta qualidade, e estudos observacionais revelam menor confiabilidade, mas não é o delineamento que definirá a qualidade, conforme vimos anteriormente, e sim as limitações imputadas ao estudo, como descrito no Quadro 6.2.

Quadro 6.2 – Qualidade das evidências e seus fatores determinantes

Qualidade e pontos	Desenho de estudo	Diminuir se*	Aumentar se*
Alta 4	Ensaios clínicos randomizados	Limitações: graves (–1) ou muito graves (–2)	Magnitude de efeito: grande (+1) ou muito grande (+2)

(continua)

(Quadro 6.2 – conclusão)

Qualidade e pontos	Desenho de estudo	Diminuir se*	Aumentar se*
Moderada 3	Estudos rebaixados ou elevados	Inconsistência: grave (–1) ou muito grave (–2) Evidência indireta: grave (–1) ou muito grave (–2)	Influência positiva de potenciais confundidores (+1) Gradiente dose-resposta (+1)
Baixa 2	Estudos observacionais	Imprecisão: grave (–1) ou muito grave (–2)	
Muito Baixa 1	Estudos rebaixados	Viés de publicação: altamente suspeito (–1)	

*1: elevar ou rebaixar em 1 nível; 2: elevar ou rebaixar em 2 níveis.

Fonte: Zimmermann, 2021, p. 112.

Entre os requisitos que influenciam de forma negativa a qualidade dos estudos e, consequentemente, das evidências está o tamanho da amostra, que pode ser pequena e inadequada ao objetivo do estudo, fazendo com que este seja impreciso. A imprecisão não está relacionada apenas ao tamanho da amostra, mas também a todas as situações em que o autor não mostre clareza e objetividade na exposição dos achados. O risco de viés corresponde ao viés do pesquisador na realização do estudo, o que pode influenciar nos resultados. A inconsistência ocorre quando não há embasamento dos resultados, ou seja, quando nos "deparamos com uma grande variabilidade das estimativas efeito relativo, passamos a ter pouca confiança sobre qual será o efeito real" (Zimmermann, 2021, p. 112).

Diante disso, destacamos que a transparência na apresentação da qualidade das evidências é imprescindível. Uma forma de obter isso é por meio do **perfil de evidências**, que é a apresentação das análises de cada uma das evidências, com os apontamentos positivos e os negativos e, por fim, a exposição geral dos achados com o parecer final.

6.3 Eficácia e efetividade das intervenções em saúde

A diferença entre eficácia, eficiência e efetividade pode ser assim descrita:

> Eficaz é o que cumpre perfeitamente determinada tarefa ou função, atingindo o objetivo proposto. A eficácia está diretamente ligada ao resultado [...].
>
> Eficiente é o que executa uma tarefa com qualidade, competência, excelência, com nenhum ou com o mínimo de erros. A eficiência está ligada ao modo de fazer uma tarefa. [...]
>
> Efetivo é o que tem a habilidade de ser eficiente e eficaz ao mesmo tempo. Efetividade consiste em fazer o que deve ser feito, com qualidade, utilizando os recursos da melhor maneira possível para atingir o objetivo inicialmente proposto. (TRF, 2024)

Na saúde, a **eficácia** refere-se à avaliação dos resultados alcançados pelas ações produzidas. Já a **avaliação eficiente** diz respeito à utilização (com ou sem desperdícios) dos recursos disponíveis. A **efetividade**, por sua vez, está atrelada à avaliação do impacto sobre a situação de saúde, considerando-se as respostas produzidas pelo sistema de saúde e aquelas geradas por outros setores (Rodrigues, 2014).

Podemos exemplificar mencionando que, ao final de seu relatório, o auditor fará as recomendações que julgar prudentes, baseando-se nos achados durante o processo. A equipe iniciará os processos acatando as recomendações, porém, após um período (de sucesso), alguns colaboradores vão parar de seguir os processos e retomar antigos processos/manias que atingem os resultados, mas sem tanta qualidade. Essa alteração terá impacto na efetividade dos processos. Se os processos fossem adotados e tivessem pleno êxito, sem interferências, seriam considerados eficazes.

Outro importante aspecto que devemos relembrar para a compreensão desse tema é o objetivo da medicina baseada em evidências: "o uso consciencioso e judicioso da melhor evidência disponível a partir de pesquisas clínicas para auxiliar na tomada de decisão em saúde" (Araujo, 2013, p. 161).

Por isso, é fundamental reconhecer se as orientações apresentadas estão sendo eficientes, eficazes ou efetivas, uma vez que a indicação feita influenciará consideravelmente os resultados da organização ou de um paciente (dependendo do foco da auditoria). A medicina baseada em evidências, ou prática baseada em evidências, auxilia na formulação de políticas públicas, na liberação de materiais e equipamentos; logo, ela deve ser construída com base na eficiência, na eficácia e na efetividade.

E como é mesmo que a medicina baseada em evidências se constrói? Na Figura 6.1, descrevemos essa construção.

Figura 6.1 – Etapas da construção do conhecimento na medicina baseada em evidências

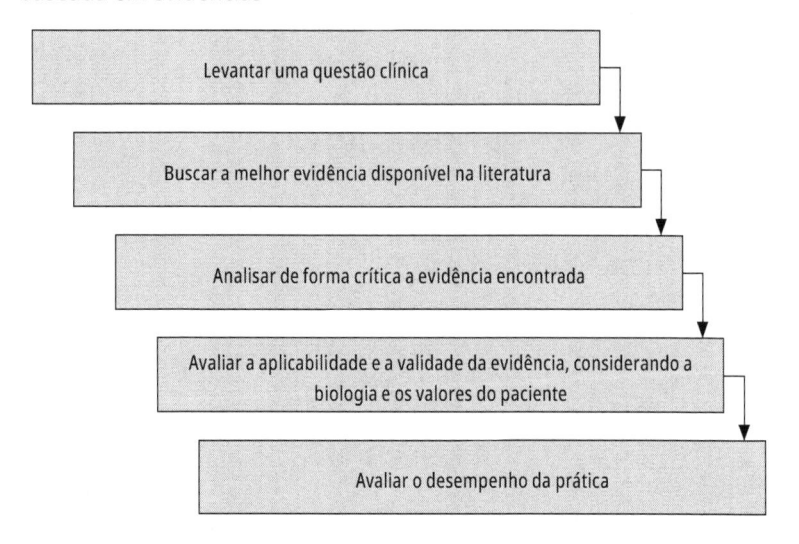

- Levantar uma questão clínica
- Buscar a melhor evidência disponível na literatura
- Analisar de forma crítica a evidência encontrada
- Avaliar a aplicabilidade e a validade da evidência, considerando a biologia e os valores do paciente
- Avaliar o desempenho da prática

Assim, a busca na literatura é uma etapa primordial para a medicina baseada em evidências e, entre os principais instrumentos para essa etapa, destacam-se os ensaios clínicos randomizados (ECRs), visto que são os estudos com mais afinidade com as boas evidências em saúde, em razão da rigorosidade de sua metodologia.

Entretanto, como vimos anteriormente, é preciso avaliar os ECRs e suas limitações. Além disso, deve-se considerar que um ECR é desenvolvido em ambiente controlado, com uma população pré-selecionada e que não reflete a prática diária, em que as pessoas têm comorbidades diferentes e históricos de saúde distintos (item de uma das etapas da medicina baseada em evidências).

Desse modo, a "demonstração dos benefícios clínicos das intervenções exige a incorporação de outros métodos de pesquisa clínica com foco em ensaios clínicos pragmáticos, registros prospectivos de pacientes e estudos observacionais" (Araujo, 2013, p. 162).

Esses pontos determinarão a efetividade da intervenção pretendida na prática cotidiana, auxiliando, com isso, na formulação de políticas públicas de saúde, na disponibilização de novos protocolos de saúde etc.

6.4 Estimativas de risco populacional e análise econômica em saúde

A relação entre as estimativas de risco populacional, a análise econômica em saúde e a pesquisa baseada em evidências está no fato de que, muitas vezes, a intervenção proposta pode não ser viável do ponto de vista econômico, apesar de se mostrar resolutiva.

Assim, a análise econômica em saúde tem como finalidade avaliar a melhor opção com o menor recurso possível. Em outras palavras, é a opção mais eficiente.

Esse aspecto relaciona-se também com a formulação de políticas públicas, tendo em vista que "a comparação entre os custos da intervenção versus os benefícios à saúde da população, só é possível se o prejuízo for expresso em termos econômicos" (Araújo, 2013, p. 162). Em outras palavras, convém verificar se a mudança proposta será mais significante do que prejudicial.

Não devemos pensar apenas no quesito saúde, mas também nos aspectos financeiros, visto que aquilo que propicia o bem a um pode excluir outro. Por esse motivo, a análise financeira em saúde é feita de forma coletiva, não individual.

Vejamos um exemplo: o Sistema Único de Saúde (SUS) oferece um rol de medicamentos à população, mas há uma determinada droga de altíssimo custo que não está nesse rol e é necessária para uma determinada pessoa. Como essa medicação não consta na lista oficial, o SUS nega o pedido ao indivíduo, que, por sua vez, entra na Justiça e solicita a disponibilização desse produto. Ao analisar se deve, ou não, liberar esse medicamento, é preciso considerar que o sistema de saúde depende de um valor predeterminado em seu orçamento e que, ao fazer a compra de um, pode prejudicar o planejamento de compra de outros, uma vez que o sistema de saúde não receberá novas verbas para cobrir o custo extra.

Do ponto de vista econômico, isso é viável? Em contrapartida, o não fornecimento dessa droga pode determinar o destino desse indivíduo...

Esse exemplo pode ser mais bem compreendido se levarmos em conta que a análise econômica em saúde "é a análise das opções de escolha na alocação dos recursos escassos destinados à área de saúde, entre alternativas que competem pelo seu uso" (Araujo, 2013, p. 162). A seguir, vemos como é feito o cálculo para o custo-efetividade.

$$\text{Custo-efetividade} = \frac{\text{Custo monetário}}{\text{Custo natural}}$$

Portanto, divide-se o custo monetário pelo custo não monetário, denominado *custo natural* (como o tempo de sobrevida após a intervenção, por exemplo), e a intervenção será considerada custo-efetividade quando o benefício clínico for justificável em face de seu custo monetário.

Destacamos, no entanto, que a mensuração do benefício clínico é um tanto quanto difícil de se fazer, pois vai considerar os valores incorporados à sociedade.

Para concluirmos esta seção, ressaltamos que "a análise econômica é uma ferramenta eficiente de alocação de recursos para os financiadores do sistema de saúde (públicos e privados)" (Araujo, 2013, p. 164), mas devemos levar em conta que essa ferramenta não avalia as questões específicas de um financiamento.

6.5 Protocolos médicos e tomada de decisão

Protocolos são procedimentos que devem ser seguidos para determinadas situações. Esse tipo de documento propicia a padronização do atendimento, a redução de custos e a assertividade no tratamento. Ele é elaborado por uma equipe multidisciplinar que avaliará as evidências disponíveis sobre determinadas técnicas, para, assim, compor um documento final que compreenda as melhores técnicas com os menores custos.

A auditoria em saúde deve avaliar se os procedimentos estão sendo seguidos pelas equipes, por meio dos registros dos prontuários dos pacientes, da evolução médica e dos formulários de cobrança, mas isso não impede que a equipe médica realize procedimentos extras; de todo modo, será preciso justificar em relatórios a necessidade de aplicação desses procedimentos (Marques, 2015).

A seguir, a Figura 6.2 ilustra como Gramling, Rittenberge e Johnstone (2012) descrevem o posicionamento do profissional de auditoria em saúde.

Figura 6.2 – Arcabouço de análise de decisões

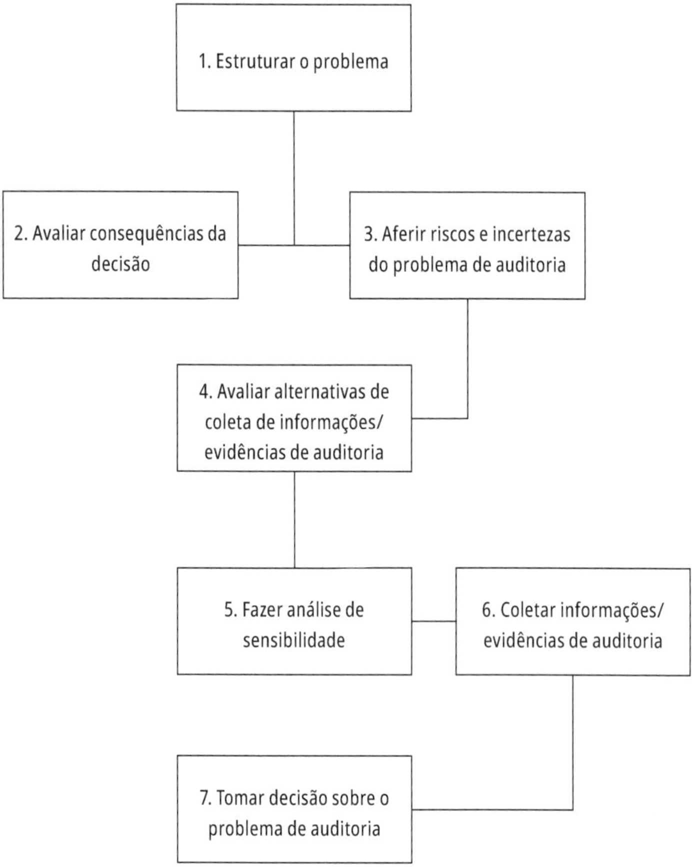

```
                    1. Estruturar o problema
                              |
              ┌───────────────┴───────────────┐
    2. Avaliar consequências da         3. Aferir riscos e incertezas
            decisão                        do problema de auditoria
                                                   |
                              4. Avaliar alternativas de
                              coleta de informações/
                              evidências de auditoria
                                        |
                         ┌──────────────┴──────────────┐
                5. Fazer análise de            6. Coletar informações/
                    sensibilidade                evidências de auditoria
                              |
                    7. Tomar decisão sobre o
                      problema de auditoria
```

Fonte: Gramling; Rittenberge; Johnstone, 2012, p. 76.

Com base nos levantamentos feitos, o auditor vai expor as evidências encontradas e documentar a decisão a que chegou. Ressaltamos, contudo, que é preciso que, em sua avaliação, o auditor aja com ética. Em outras palavras, suas decisões não podem ser embasadas no bem-estar de um ou de outro, e sim em dados e evidências.

Para proceder a uma análise imparcial, o profissional pode basear-se na teoria utilitarista, que define a "ética como a ação que promove o máximo bem-estar para o maior número possível de pessoas" (Gramling; Rittenberge; Johnstone, 2012, p. 77), e/ou ainda, no direito, cuja premissa superior é o direito à vida e à dignidade humana, e no código de ética dos auditores, que engloba a integridade, a objetividade, a competência profissional e o cuidado devido, a confidencialidade e o comportamento profissional.

Todos esses fundamentos, portanto, devem fazer parte da tomada de decisão de um auditor ao analisar um procedimento de saúde.

Para saber mais

Para aprofundar os estudos abordados nesta obra, sugerimos a leitura do manual *Princípios, diretrizes e regras da auditoria do SUS no âmbito do Ministério da Saúde*, que vai complementar os temas contemplados neste capítulo.

BRASIL. Ministério da Saúde. Secretaria de Gestão Estratégica e Participativa. Departamento Nacional de Auditoria do SUS. **Princípios, diretrizes e regras da auditoria do SUS no âmbito do Ministério da Saúde.** Brasília, 2017. Disponível em: <https://bvsms.saude.gov.br/bvs/publicacoes/principios_diretrizes_regras_auditoria_sus.pdf>. Acesso em: 28 maio 2024.

Síntese

Neste capítulo, tratamos de aspectos primordiais para a obtenção de evidências em uma auditoria. Vimos que, inicialmente, a qualidade das evidências pode ser alta, mas que, diante de uma análise criteriosa, pode tornar-se baixa. Além disso, explicamos a diferença entre eficácia e efetividade nas intervenções em saúde e os resultados que apresentam.

Apontamos que a análise econômica é uma ferramenta eficiente de alocação de recursos para os financiadores do sistema de saúde, pública ou privada, porém há que se considerar que não avalia as questões específicas de um financiamento.

Por fim, destacamos que os protocolos padronizam o atendimento, reduzem custos e geram maior assertividade no tratamento.

Questões para revisão

1. Protocolos são procedimentos indicados para determinadas situações. Esse tipo de documento padroniza o atendimento, reduz custos e orienta a assertividade no tratamento. Com relação aos protocolos, analise as afirmativas e, depois, assinale a alternativa correta:

    I) Os protocolos são elaborados por uma equipe multidisciplinar que avaliará as evidências disponíveis sobre determinadas técnicas.

    porque

    II) Será possível obter um documento final que compreenderá as melhores técnicas com os menores custos.

    a) Apenas afirmativa I está correta.
    b) Apenas a afirmativa II está correta.
    c) As afirmativas I e II estão corretas e a II é a explicação da I.
    d) As afirmativas I e II estão corretas, mas a II não explica a I.
    e) Nenhuma afirmativa está correta.

2. Com relação ao cálculo para o custo-efetividade, analise as afirmativas a seguir e marque V para as verdadeiras e F para as falsas:
   ( ) O cálculo é feito pela divisão do custo monetário pelo custo não monetário.
   ( ) A mensuração do benefício clínico é baseada em protocolos médicos, tornando-se uma decisão fácil para disponibilizar, ou não, o montante para a assistência.
   ( ) A análise econômica é uma ferramenta eficiente de alocação de recursos para os financiadores do sistema de saúde (públicos e privados).

   Agora, assinale a alternativa com a sequência correta:
   a) V, F, V.
   b) V, V, F.
   c) F, V, V.
   d) F, F, V.
   e) V, F, F.

3. Quais são as etapas da construção do conhecimento na medicina baseada em evidências? Indique-as em sua sequência correta.

4. Vimos, neste capítulo, a importância da qualidade da evidência na prática baseada em evidências e os fatores determinantes para classificar uma evidência. Considerando uma evidência com qualidade classificada como "Alta" e com pontuação 4, quanto é necessário rebaixar na pontuação caso o estudo apresente limitações muito graves?

5. Considerando a qualidade das evidências e seus fatores determinantes, analise as afirmativas a seguir e marque V para as verdadeiras e F para as falsas:
   ( ) Deve-se somar 1 ponto à pontuação de um ensaio clínico randomizado que se apresente muito grande.

( ) Estudos observacionais têm uma classificação baixa de dois pontos.

( ) Estudos de qualidade considerada como moderada devem ter reduzidos dois pontos se apresentarem inconsistência muito grave.

Agora, assinale a alternativa com a sequência correta:

a) F, V, F.
b) V, V, F.
c) F, V, V.
d) V, F, V.
e) V, V, V.

Questão para reflexão

1. Considere que você atua no setor de auditoria de uma organização e que recebeu uma denúncia de irregularidade em um determinado setor, cujo gestor é um amigo de longa data. Diante dessa situação, você acredita que há algum impedimento ético em participar do processo de auditoria? A relação poderia influenciar na escolha das evidências e no preparo do relatório final? Justifique sua resposta e compartilhe-a com seu grupo de estudos.

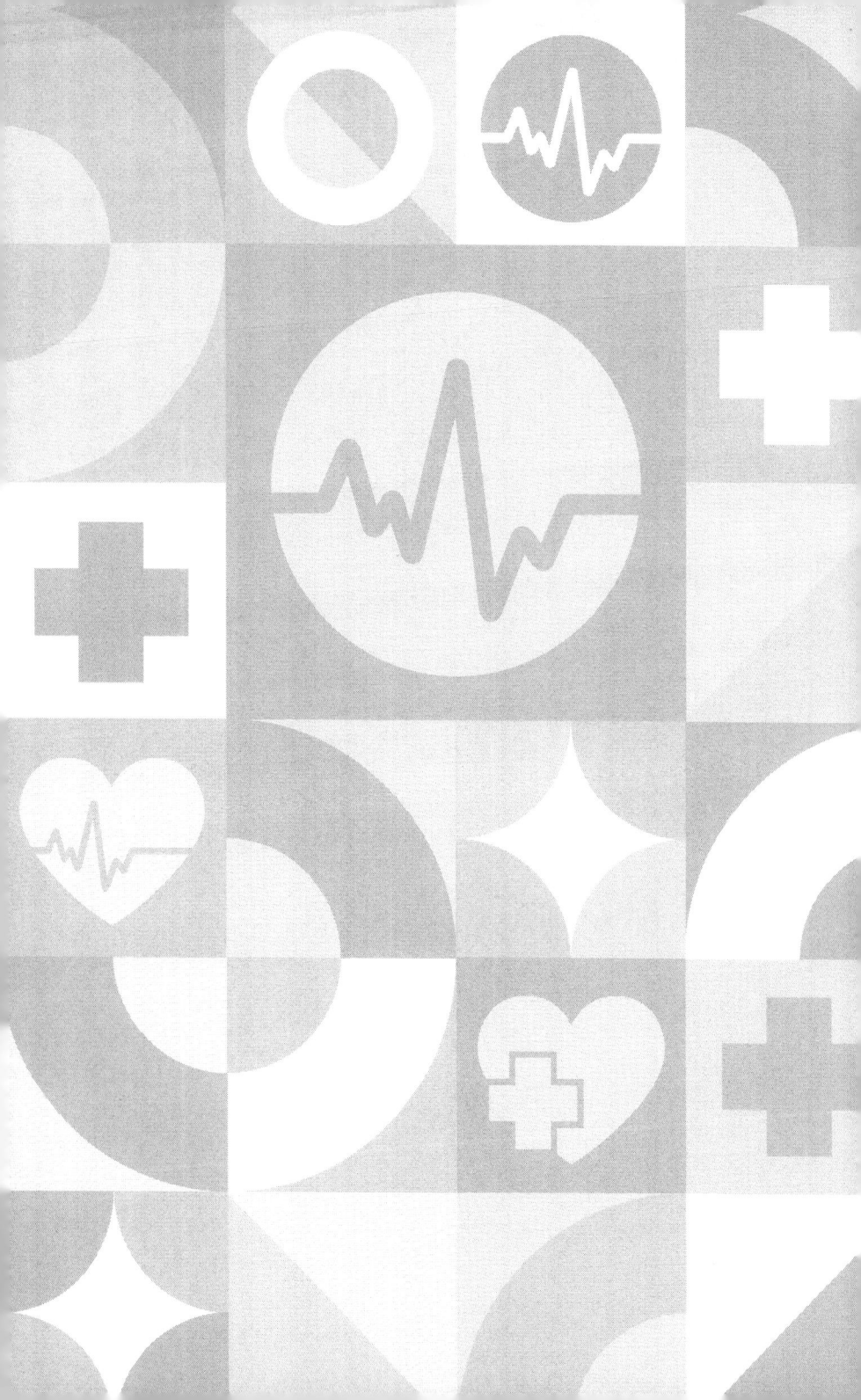

Considerações finais

Nesta obra sobre a prática baseada em evidências (PBE), exploramos diversos aspectos fundamentais que impactam a eficácia dos serviços de saúde. Sua evolução ao longo do tempo e sua crescente importância para os profissionais da área fizeram com que a auditoria ganhasse mais visibilidade porque passou a ser pautada na PBE.

Ressaltamos, contudo, que essa modalidade de cuidado exige investimento em educação, tanto na formação inicial dos profissionais da área de saúde quanto no estímulo ao seu aperfeiçoamento contínuo.

Com o desenvolvimento e o reconhecimento da PBE, a pesquisa científica também ganhou espaço e importância na validação e na divulgação das práticas contempladas, o que torna ainda maior a necessidade de rigor metodológico para garantir sua replicabilidade.

A obtenção de evidências em auditoria deve sempre buscar a qualidade e a relevância para a tomada de decisões, pois essas duas características são essenciais para a atuação do auditor, uma vez que se trata das informações utilizadas pelo auditor para embasar suas conclusões e emitir seu parecer.

Como destacamos ao final desta obra, a qualidade das evidências em auditoria é fundamental para a credibilidade do processo e está diretamente relacionada com a eficácia e a efetividade das intervenções em saúde, bem como com a análise econômica e o papel dos protocolos padronizados no tratamento de saúde dos usuários dos serviços.

Esperamos que esta obra auxilie o leitor em sua jornada profissional na área de auditoria em saúde.

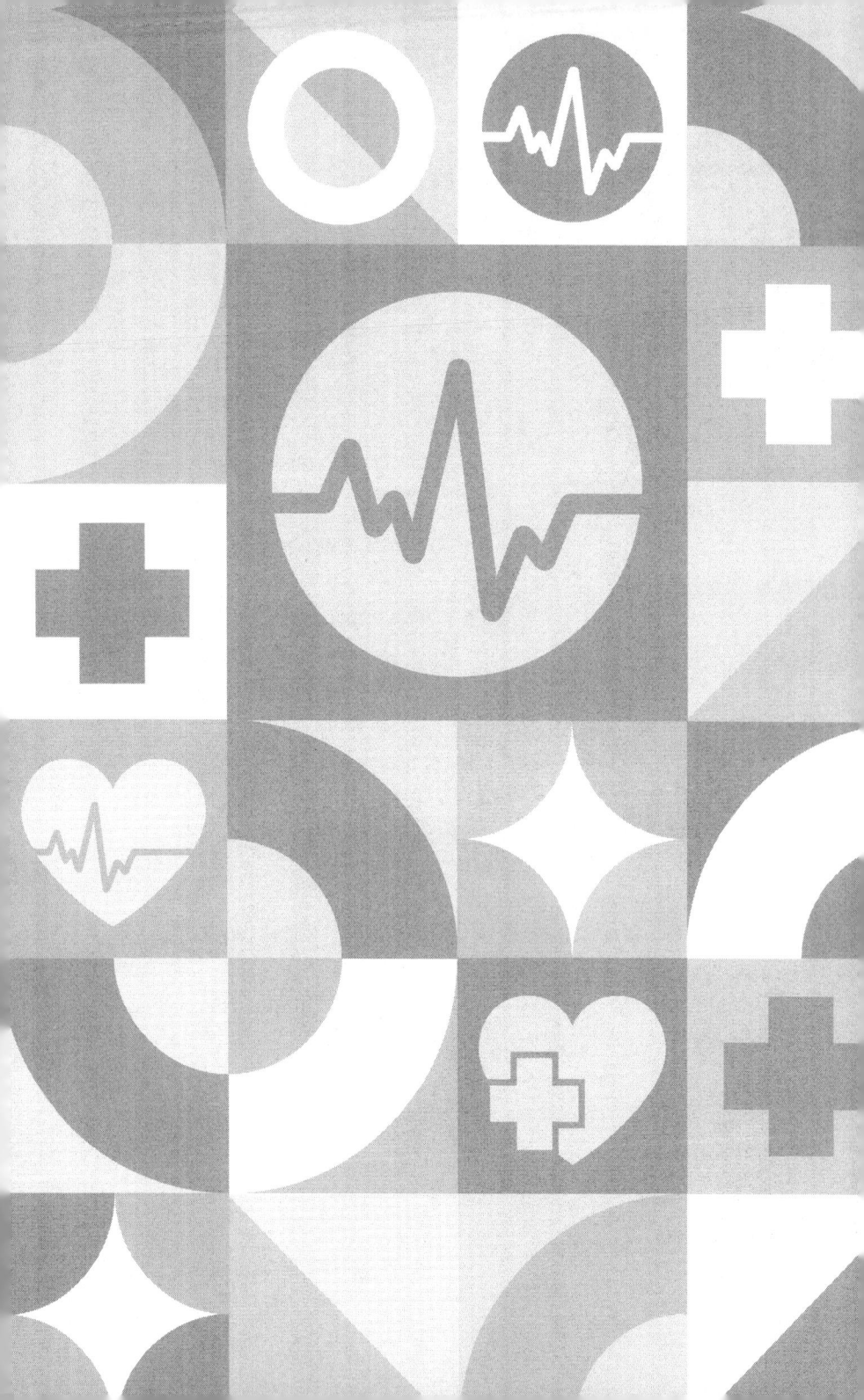

Referências

ABCD USP – Agência de Bibliotecas e Coleções Digitais da Universidade de São Paulo. **10 tesauros que devem acompanhá-lo para identificar o conteúdo e os documentos da sua biblioteca, arquivo ou unidade de informação**. Disponível em: <https://www.abcd.usp.br/noticias/10-tesauros-que-devem-acompanha-lo-para-identificar-o-conteudo-e-os-documentos-da-sua-biblioteca-arquivo-ou-unidade-de-informacao/>. Acesso em: 28 maio 2024.

ABDALA, V. Como e onde buscar informação e evidência científica para as decisões em saúde. **Estação Biblioteca Virtual em Saúde**, mar. 2010. Disponível em: <http://www.eventos.bvsalud.org/agendas/piripiri/public/documents/como_onde_buscar_evidencias-103827.pdf>. Acesso em: 15 maio 2024.

ABREU, M. S.; CASTRO, F. C.; LAZARO, J. C. Avaliação da influência dos stakeholders na proatividade ambiental de empresas brasileiras. **Revista de Contabilidade e Organizações**, 1º jan. 2012. Disponível em: <https://www.revistas.usp.br/rco/article/view/56693/147549#info>. Acesso em: 14 maio 2024.

ACQUAVIVA, M. C. **Dicionário Acadêmico de Direito**. 2. ed. São Paulo: Editora Jurídica Brasileira, 2001.

ALMEIDA, M. M. C. de; SANTOS, K. O. B. Módulo Teórico 3: Fundamentos para o manejo de bancos de dados secundários. In: BRASIL. Ministério da Saúde. **Curso de atualização para análise de situação de saúde do trabalhador aplicada aos serviços de saúde**. Brasília, 2021. p. 1-34. Disponível em: <https://sat.ufba.br/sites/sat.ufba.br/files/asst_modulo_3-fundamentos_para_o_manejo_de_bancos_de_dados_secundarios_0.pdf>. Acesso em: 28 maio 2024.

ANDRADE, A. C. R. **Adoção de ferramentas tecnológicas em projeto de auditoria contínua**. 98 f. Dissertação (Mestrado) – Universidade Nove de Julho, São Paulo, 2021.

ANVISA – Agência Nacional de Vigilância Sanitária. **Vacina contra covid-19**: dos testes iniciais ao registro. 18 ago. 2022. Disponível em: <https://www.gov.br/anvisa/pt-br/assuntos/noticias-anvisa/2020/vacina-contra-covid-19-dos-testes-iniciais-ao-registro >. Acesso em: 13 maio 2024.

ARAUJO, D. V. Medicina baseada em evidências e análise econômica na tomada de decisão em saúde. In: MELLO, M. A. et al. **Planos de saúde**: aspectos jurídicos e econômicos. Rio de Janeiro: Forense, 2013. p. 157-169.

AYACH, C.; MOIMAZ, S. A. S.; GARBIN, C. A. S. Auditoria no Sistema Único de Saúde: o papel do auditor no serviço odontológico. **Saúde e Sociedade**, v. 22, n. 1, p. 237-248, jan. 2013. Disponível em: <https://www.scielo.br/j/sausoc/a/KJt3nwSGcBZMnGh5QHFFC6v/?format=pdf&lang=pt>. Acesso em: 17 maio 2024.

AZEREDO, A. F. Ensaios clínicos randomizados e as fases da pesquisa clínica. **HTanalize**, 7 mar. 2017. Disponível em: <https://www.htanalyze.com/blog/ensaios-clinicos-randomizados-e-as-fases-da-pesquisa-clinica/>. Acesso em: 13 maio 2024.

AZEVEDO, A. W. Metodologia de identificação de fontes de coleta de informação: uma proposta de modelo para cadeia produtiva de couro, calçados e artefatos. **Perspectivas em Gestão & Conhecimento**, v. 2, número especial, p. 149-158, out. 2012. Disponível em: <https://periodicos.ufpb.br/index.php/pgc/article/view/12466/8031>. Acesso em: 28 maio 2024.

BRASIL. Ministério da Saúde. **Manual de Normas de Auditoria**. Brasília, 1998. Disponível em: <https://bvsms.saude.gov.br/bvs/publicacoes/manual_normas_auditoria.pdf>. Acesso em: 7 maio 2024.

BRASIL. Ministério da Saúde. Agência Nacional de Saúde Suplementar. **Implantação de diretrizes e protocolos clínicos**. Versão 1.01, nov. 2012a. Disponível em: <https://www.gov.br/ans/pt-br/arquivos/assuntos/prestadores/qualiss-programa-de-qualificacao-dos-prestadores-de-servicos-de-saude-1/versao-anterior-do-qualiss/e-eft-01.pdf>. Acesso em: 27 maio 2024.

BRASIL. Ministério da Saúde. Departamento Nacional de Saúde. **História e evolução dos hospitais**. Rio de Janeiro, 1965. Disponível em: <https://bvsms.saude.gov.br/bvs/publicacoes/cd04_08.pdf>. Acesso em: 7 maio. 2024.

BRASIL. Ministério da Saúde. Secretaria de Ciência, Tecnologia e Insumos Estratégicos. Departamento de Ciência e Tecnologia. **Diretrizes metodológicas**: elaboração de revisão sistemática e metanálise de ensaios clínicos randomizados. Brasília, 2012b. (Série A: Normas e Manuais Técnicos). Disponível em: <https://bvsms.saude.gov.br/bvs/publicacoes/diretrizes_metodologicas_elaboracao_sistematica.pdf>. Acesso em: 17 maio 2024.

BRASIL. Ministério da Saúde. Secretaria de Gestão Estratégica e Participativa. Departamento Nacional de Auditoria do SUS. **Princípios, diretrizes e regras da auditoria do SUS no âmbito do Ministério da Saúde**. Brasília, 2017. Disponível em: <https://bvsms.saude.gov.br/bvs/publicacoes/principios_diretrizes_regras_auditoria_sus.pdf>. Acesso em: 19 maio 2024.

BRASIL. Ministério do Planejamento, Orçamento e Gestão. Controladoria-Geral da União. Instrução Normativa Conjunta n. 1, de 10 de maio de 2016. **Diário Oficial da União**, Brasília, DF, 11 maio 2016. Disponível em: <https://antigo.mctic.gov.br/mctic/export/sites/institucional/arquivos/legislacao/241933.pdf>. Acesso em: 28 maio 2024.

BRASIL. Tribunal de Contas da União. **Manual de auditoria operacional**. 3. ed. Brasília: Secretaria de Fiscalização e Avaliação de Programas de Governo, 2010. Disponível em: <https://www.saude.ms.gov.br/wp-content/uploads/2020/12/TCU_20100226-Manual-ANOP-Auditoria-Operacional_.pdf>. Acesso em: 18 maio 2024.

BROEIRO, P. Prática baseada em evidência e seus limites. **Revista Portuguesa de Medicina Geral e Familiar**, v. 31, n. 4, p. 238-240, ago. 2015. Disponível em: < https://scielo.pt/pdf/rpmgf/v31n4/v31n4a01.pdf>. Acesso em: 13 maio 2024.

BUSCA NO SciELO: base de artigos científicos para revisão de literatura – Pesquisa na Prática 69. **Acadêmica**, 4 ago. 2020. Disponível em: <https://youtu.be/Xl24t-S_2lU>. Acesso em: 28 maio 2024.

BVS – Biblioteca Virtual em Saúde. **Descritores em ciências da saúde**: hemoglobina. Disponível em: <https://decs.bvsalud.org/ths?filter=ths_termall&q=hemoglobina >. Acesso em: 19 maio 2024a.

BVS – Biblioteca Virtual em Saúde. **Terminologia em Saúde Pública**: tesauro eletrônico. Disponível em: <https://saudepublica.bvs.br/vhl/literatura-cientifica-e-tecnica/terminologia-em-saude-publica/>. Acesso em: 15 maio 2024b.

CAMPOS, M. L. A.; GOMES, H. E. Metodologia de elaboração de tesauro conceitual: a categorização como princípio norteador. **Perspectiva em Ciência da Informação**, v. 11, n. 3, p. 348-359, set. 2006. Disponível em: <https://www.scielo.br/j/pci/a/bgmb4SnKKzqtM9Pn67fMPRM/#>. Acesso em: 15 maio 2024.

COCHRANE BRASIL. **Como fazer uma revisão sistemática Cochrane**. Disponível em: <https://brazil.cochrane.org/como-fazer-uma-revis%C3%A3o-sistem%C3%A1tica-cochrane>. Acesso em: 16 maio 2024.

CONSÓRCIO AGREE. **Agree II**: Instrumento para avaliação de diretrizes clínicas. maio 2009. Disponível em: <https://www.agreetrust.org/wp-content/uploads/2013/06/AGREE_II_Brazilian_Portuguese.pdf>. Acesso em: 14 maio 2024.

COSTA, A. B. et al. Construção de uma escala para avaliar a qualidade metodológica de revisões sistemáticas. **Ciência e Saúde Coletiva**, v. 20, n. 8, p. 2441-2452, ago. 2015. Disponível em: <https://www.scielo.br/j/csc/a/8vrT3tkQjY48FzYrNbJHWMF/?format=pdf&lang=pt>. Acesso em: 28 maio 2024.

COSTA, C.; TOMBESI, C. Coronavírus: Gráfico mostra tempo que humanidade levou para criar vacinas e recorde para covid-19. **BBC News**, 11 dez. 2020. Disponível em: <https://www.bbc.com/portuguese/internacional-55232520>. Acesso em: 17 maio 2024.

COURY, H. J. C. G. Integridade na pesquisa e publicação científica. **Revista Brasileira de Fisioterapia**, v. 16, n. 1, p. v-vi, fev. 2012. Disponível em: <https://www.scielo.br/j/rbfis/a/ny9qFdDC76yh93NKdyjjwYw/?format=pdf&lang=pt>. Acesso em: 13 maio 2024.

COUTINHO, M. Princípios de epidemiologia clínica aplicada à cardiologia. **Arquivos Brasileiros de Cardiologia**, v. 7, n. 1, p. 109-116, 1998. Disponível em: <https://www.scielo.br/j/abc/a/TQj7k8cYtpHv7SzfYRqktGF/?lang=pt#>. Acesso em: 17 jun. 2024.

CRUZ, D. A. L. M.; PIMENTA, C. A. M. Prática baseada em evidências, aplicada ao raciocínio diagnóstico. **Revista Latino-Americana de Enfermagem**, v. 13, n. 3, p. 415-422, maio/jun. 2005. Disponível em: <https://www.scielo.br/j/rlae/a/BvWsnhPBBKJxScyHcShGNQc/?format=pdf&lang=pt>. Acesso em: 16 maio 2024.

DANTAS, H. L. de L. et al. Como elaborar uma revisão integrativa: sistematização do método científico. **Revista Recien**, v. 12, n. 37, p. 334-345, 2021. Disponível em: <https://recien.com.br/index.php/Recien/article/view/575/589>. Acesso em: 14 maio 2024.

EBSCO CONNECT. **Pesquisa com operadores booleanos**. 28 nov. 2018. Disponível em: <https://connect.ebsco.com/s/article/Pesquisa-com-Operadores-Booleanos?language=en_US>. Acesso em: 28 maio 2024.

ECA – European Court of Auditors. **Orientação sobre avaliação de risco**: avaliação de risco em auditorias operacionais. Unidade de Metodologia e Suporte à Auditoria, 2013. Disponível em: <https://www.tjmt.jus.br/intranet.arq/cms/grupopaginas/100/820/Avaliacao_de_Risco_em_Auditoria_Operacional_ECA.pdf>. Acesso em: 20 maio 2024.

ELAGAMI, R. A. et al. A importância dos estudos clínicos randomizados e seu impacto na tomada de decisão clínica. **Revista Científica CRO-RJ**, v. 7, n. 1, p. 3-8, jan./abr. 2022. Disponível em: <https://cro-rj.org.br/revcientifica/index.php/revista/article/view/281/158>. Acesso em: 16 maio 2024.

EVIDÊNCIA. In: MICHAELIS dicionário da língua portuguesa. São Paulo: Melhoramentos, 2015. Disponível em: <http://michaelis.uol.com.br/busca?id =55wL>. Acesso em: 20 jul. 2021.

FERREIRA, J. C.; PATINO, C. M. Entendendo os testes diagnósticos. Parte 1. **Jornal Brasileiro de Pneumologia**, v. 43, n. 5, p. 330-330, 2017. Disponível em: <https://www.scielo.br/j/jbpneu/a/rHy8WhCg5cWVWypdf4phDXj/?format=pdf&lang=pt>. Acesso em: 16 maio 2024.

FIOCRUZ – Fundação Oswaldo Cruz. **Vacina covid-19**: ensaios clínicos em andamento. Disponível em: <https://portal.fiocruz.br/vacina-covid-19-ensaios-clinicos>. Acesso em: 13 maio 2024.

FREITAS, B. F. et al. O uso dos operadores como estratégia de busca em revisões de literatura científica. **Brazilian Journal of Implantology and Health Sciences**, v. 5, n. 3, p. 652-664, 2023.

FRONTEIRA, I. Estudos observacionais na era da medicina baseada na evidência: breve revisão sobre a sua relevância, taxonomia e desenhos. **Acta Médica Portuguesa**, v. 26, n. 2, p. 161-170, mar./abr. 2013. Disponível em: <https://pdfs.semanticscholar.org/e3bf/80229b253117b0cb6376fa17a1bec87839e2.pdf>. Acesso em: 16 maio 2024.

GALVÃO, C. M.; SAWADA, N. O. Prática baseada em evidências: estratégias para sua implementação na enfermagem. **Revista Brasileira de Enfermagem**, v. 56, n. 1, p. 57-60, fev. 2003. Disponível em: <https://www.scielo.br/pdf/reben/v56n1/a12v56n1>. Acesso em: 7 maio 2024.

GALVÃO, T. F. Avaliação crítica de revisões sistemáticas. In: PEREIRA, M. G.; GALVÃO, T. F.; SILVA, M. T. **Saúde baseada em evidências**. 1. ed. reimpr. Rio de Janeiro: Guanabara Koogan, 2021. p. 73-94.

GALVÃO, T. F.; PEREIRA, M. G. Revisões sistemáticas da literatura: passos para sua elaboração. **Epidemiologia e Serviços de Saúde**, v. 23, n. 1, p. 183-184, jan./mar. 2014. Disponível em: <http://scielo.iec.gov.br/pdf/ess/v23n1/v23n1a18.pdf>. Acesso em: 17 maio 2024.

GIL, A. C. **Como elaborar projetos de pesquisa**. 4. ed. São Paulo: Atlas, 2002.

GOMES, E. D.; ARAÚJO, A. F. de.; BARBOZA, R. J. Auditoria: alguns aspectos a respeito de sua origem. **Revista Científica Eletrônica de Ciências Contábeis**, ano VII, n. 13, maio 2009. Disponível em: <https://faef.revista.inf.br/imagens_arquivos/arquivos_destaque/xza6N0w4fqVM1H2_2013-4-24-11-13-58.pdf>. Acesso em: 17 maio 2024.

GRAMLING, A. A.; RITTENBERGE, L. E.; JOHNSTONE, K. M. **Auditoria**. Tradução da 7. ed. norte-americana. São Paulo: Cengage Learning Brasil, 2012.

IMONIANA, J. O. **Auditoria**: planejamento, execução e reporte. São Paulo: Atlas, 2019.

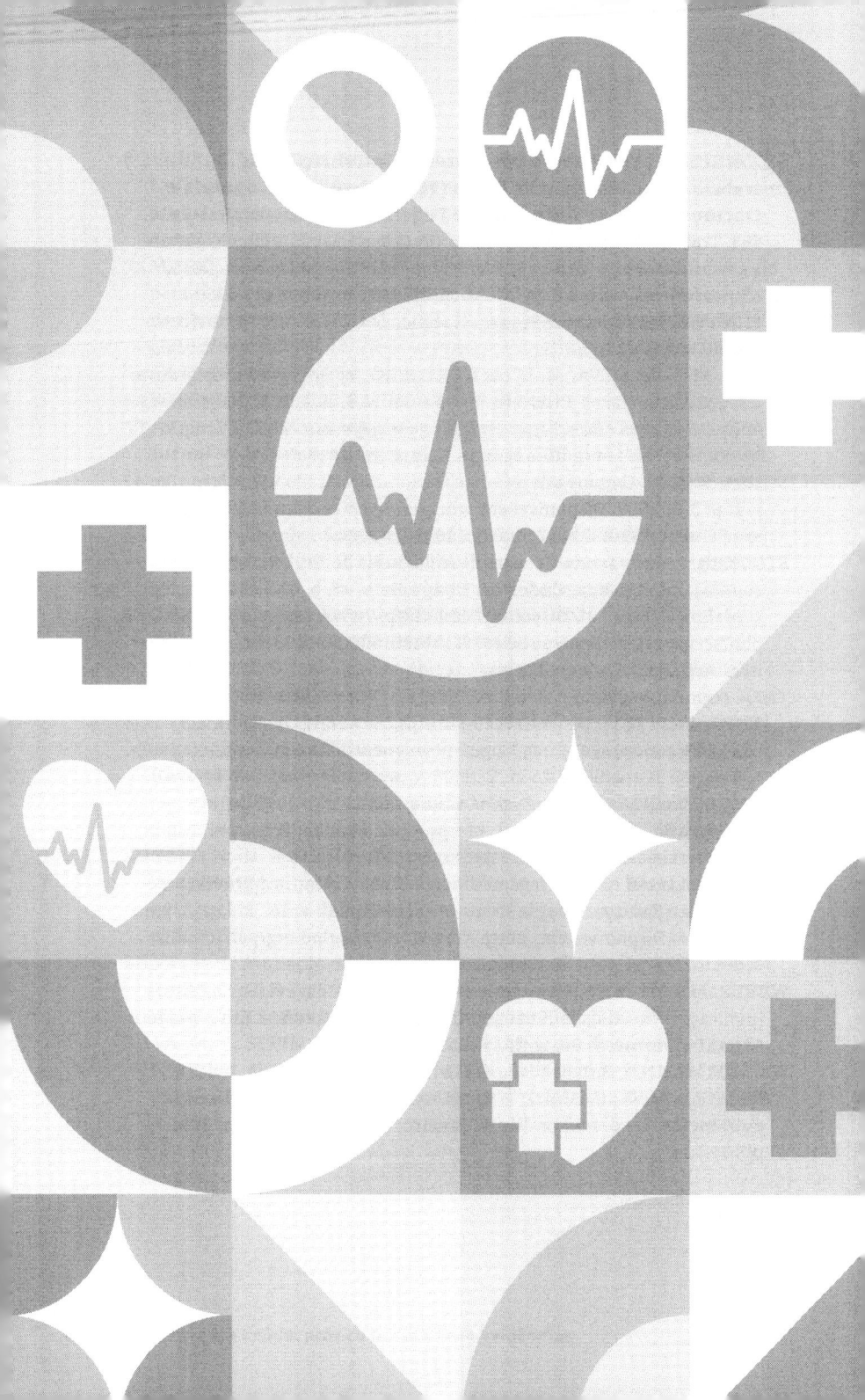

Respostas

Capítulo 1
Questões para revisão
1. a
2. Os pilares são: habilidade clínica; preferências do paciente; e melhor evidência.
3. Os passos são: formulação da pergunta; localização dos estudos; seleção dos estudos, avaliação crítica dos estudos; coleta de dados; análise e apresentação dos dados; e atualização do estudo após a sua publicação ou a publicação de novos estudos.
4. b
5. c

Capítulo 2
Questões para revisão
1. d
2. b
3. As revisões sistemáticas devem ser avaliadas pelo *Assessment of Multiple Systematic Reviews* (AMSTAR); *guidelines* podem ser avaliados pelo Agree II; relatórios de pesquisa e de comitê de especialistas podem ser avaliados pela equipe de PBE por meio de instrumentos criados pela própria equipe.
4. c
5. Esse instrumento está organizado em 14 itens e é composto por questionamentos sobre a clareza do objetivo, a descrição dos elementos de estratégia de busca, a abrangência da pesquisa, a clareza nos critérios de inclusão e

de exclusão dos estudos, a qualidade metodológica aplicada, entre outros. As possibilidades de respostas são apenas "sim" ou "não".

Capítulo 3
Questões para revisão

1. c
2. a
3. e
4. Os passos são: formulação de um problema; busca na literatura; análise crítica dos resultados; e seleção dos artigos/materiais.
5. A principal diferença está no método, pois a pesquisa primária produz os dados por meio de uma coleta de dados direta, enquanto a pesquisa secundária apropria-se de dados já existentes, realizados pela pesquisa primária.

Capítulo 4
Questões para revisão

1. b
2. a
3. a
4. A fase I consiste em compreender a tolerância que as pessoas podem ter a um medicamento ou a uma intervenção. A fase II tem a função de avaliar a segurança do medicamento, enquanto a fase III é o momento em que sua eficácia é testada por meio de desfechos clínicos.
5. A sigla PICOS corresponde aos elementos população, intervenção, comparação, desfecho e tipo de estudo.

Capítulo 5
Questões para revisão

1. b
2. c

3. As etapas são: 1) apresentação da área auditada em um diagrama e lista dos controles-chave esperados; 2) identificação dos riscos; 3) análise dos riscos para avaliar o nível de risco; e 4) foco nos riscos-chave para definir as questões de auditoria e o escopo.
4. b
5. Os objetivos são: levantar informações sobre as áreas fragilizadas de uma organização; identificar os riscos; analisar quais são os mais significativos e críticos; e examinar como os riscos são gerenciados pela organização.

Capítulo 6
Questões para revisão
1. c
2. a
3. As etapas são: 1) levantar uma questão clínica; 2) buscar a melhor evidência disponível na literatura; 3) analisar de forma crítica a evidência encontrada; 4) avaliar a aplicabilidade e a validade da evidência; e 5) avaliar o desempenho da prática.
4. Para limitações graves, é necessário reduzir um ponto e, quando as limitações são muito graves, dois pontos.
5. c

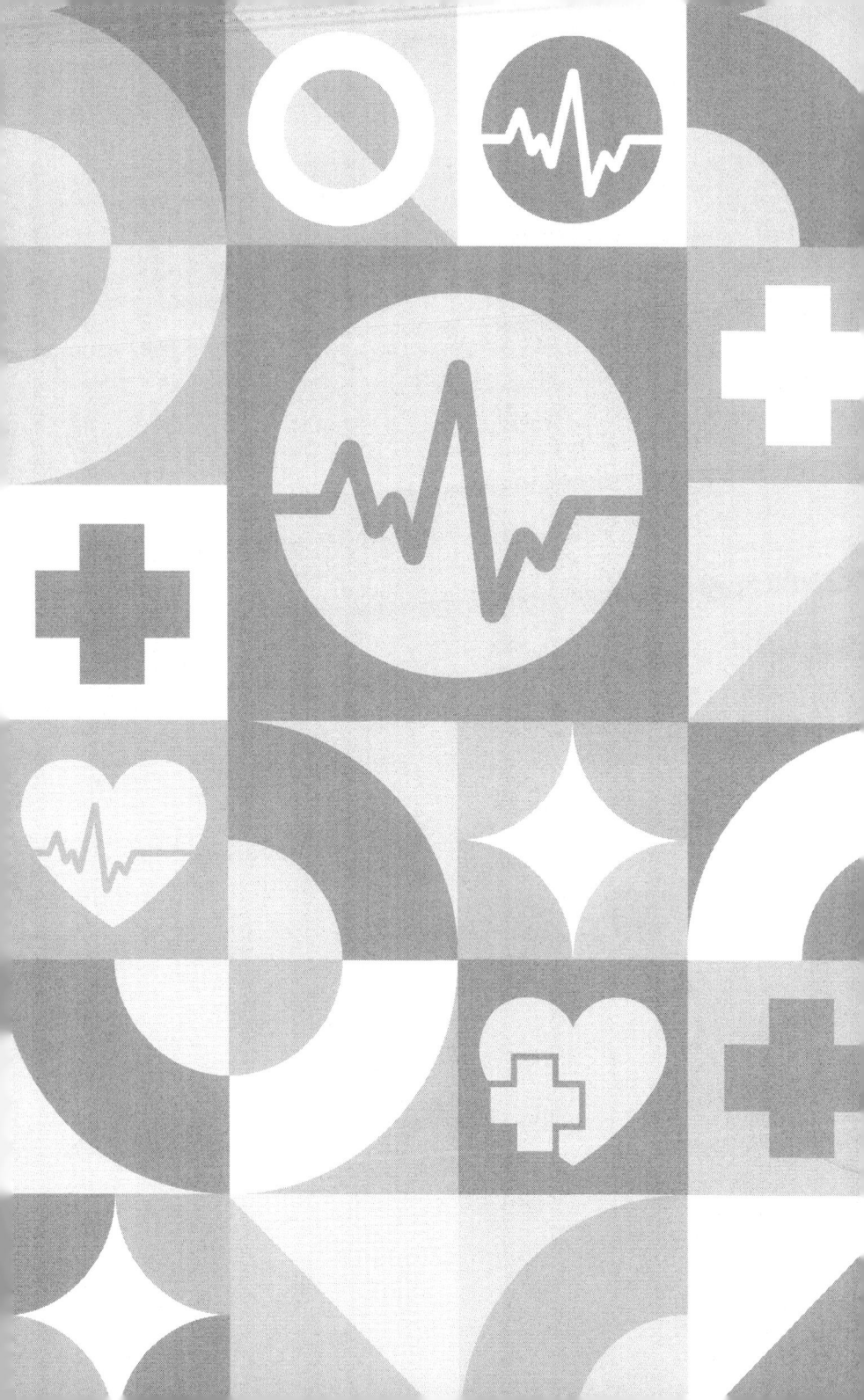

Sobre os autores

Cristiano Caveião é doutor em Enfermagem pela Universidade Federal do Paraná (UFPR), mestre em Biotecnologia pelas Faculdades Pequeno Príncipe (FPP), especialista em Gestão de Saúde e Auditoria pela Universidade Tuiuti do Paraná (UTP) e graduado em Enfermagem pela Faculdade de Pato Branco (Fadep). Habilitado em podiatria clínica. É professor de cursos de graduação, especialização e educação a distância. Tem experiência na área de saúde do adulto e do idoso. É avaliador de cursos da educação superior, designado pelo Instituto Nacional de Estudos e Pesquisas Educacionais Anísio Teixeira (Inep), do Ministério da Educação (MEC).

Izabelle Cristina Garcia Rodrigues concluiu MBA em Gestão de Pessoas pelo Ibpex e em Gestão Hospitalar pelo Centro Universitário Internacional (Uninter). É também especialista em Formação Docente em EaD e graduada em Secretariado pelo Centro Universitário Internacional Uninter. Atualmente, é professora de ensino superior.

Impressão:
Fevereiro/2025